処置別・部位別
歯科局所麻酔の実際

編著■吉田和市

共著■青木紀昭
■木本茂成
■日下部善胤
■髙橋常男
■別部智司
■三浦　誠
■簗瀬武史

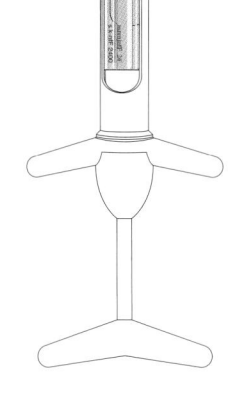

クインテッセンス出版株式会社　2006

Tokyo, Berlin, Chicago, London, Paris, Barcelona, Istanbul, Milano, São Paulo, Moscow, Prague, Warsaw, New Delhi, Beijing, and Bukarest

■編著者略歴

吉田　和市　Kazu-ichi Yoshida
1976年	慶應義塾大学経済学部卒業
1984年	神奈川歯科大学卒業
1985年	東邦大学医学部付属大森病院麻酔科研修医
1993年	米国バージニア医科大学心臓内科研究員
2001年	神奈川歯科大学麻酔学教室教授
2004年	神奈川歯科大学生体管理医学講座教授
2006年	神奈川歯科大学附属病院長　現在に至る

日本歯科麻酔学会　評議員，認定医・専門医
日本蘇生学会　蘇生法指導医

■共著者略歴（五十音順）

青木　紀昭　Noriaki Aoki
1984年　日本歯科大学歯学部卒業
　同年　横浜市立大学医学部口腔外科学入局
1994年　済生会横浜市南部病院口腔外科部長　現在に至る

日本口腔外科学会　専門医

木本　茂成　Shigenari Kimoto
1984年　神奈川歯科大学卒業
1988年　同大学院歯学研究科修了
1988年　神奈川歯科大学小児歯科学教室　助手
1991〜92年　神奈川歯科大学海外派遣研究員として米国へ出張（ワシントン大学メディカルセンター）
2000年　神奈川歯科大学小児歯科学教室　特任講師
2003年　神奈川歯科大学成長発達歯科学講座小児歯科学分野　講師
2006年　同教授　現在に至る

日本小児歯科学会　理事，専門医指導医

日下部善胤　Yoshitane Kusakabe
1981年　鶴見大学歯学部卒業
1982年　鶴見大学歯学部歯科保存学教室助手
1986年　日下部歯科クリニック開設（神奈川県横浜市）
1992〜06年　鶴見大学歯学部非常勤講師
1996年　日本歯周病学会認定医研修施設指定（第40号）
2006年　鶴見大学歯学部診療教授　現在に至る

日本歯周病学会　評議員，専門医・指導医
日本歯科保存学会　評議員，認定医・指導医

高橋　常男　Tsuneo Takahashi
1975年　神奈川歯科大学卒業
1979年　神奈川歯科大学大学院卒業
1979年　神奈川歯科大学解剖学教室　講師
1981〜82年　米国コネチカット大学（歯周病学講座）
1990年　神奈川歯科大学解剖学教室　助教授
2003年　同教授　現在に至る

日本解剖学会　評議員
日本歯科基礎医学会　評議員
硬組織再生生物学会　理事
日本口腔インプラント学会　基礎系指導者

別部　智司　Satoshi Beppu
1980年　鶴見大学歯学部卒業
1984年　東京医科歯科大学大学院修了（歯科麻酔学）
　同年　鶴見大学歯学部歯科麻酔学教室助手
1989年　中国北京首都医科大学留学
1996年　鶴見大学歯学部歯科麻酔学教室講師
　同年　別部歯科医院院長
2006年　鶴見大学診療教授（非常勤）　現在に至る

神奈川歯科大学，日本大学歯学部非常勤講師
日本歯科麻酔学会　評議員，認定医・専門医
日本障害者歯科学会　認定医
口腔顔面痛学会　理事

三浦　誠　Makoto Miura
1981年　日本歯科大学歯学部卒業
1988年　日本歯科大学歯学部大学院修了（生化学専攻）
　同年　日本歯科大学歯学部歯科麻酔学教室助手
2001年　埼玉県歯科医師会口腔保健センター診療科長　現在に至る

日本歯科麻酔学会　認定医
日本障害者歯科学会　評議員，認定医

簗瀬　武史　Takeshi Yanase
1984年　神奈川歯科大学卒業
1987年　ヤナセ歯科医院開設（埼玉県朝霞市）
1998年　医学博士（東京医科大学）
2005年　東邦大学医学部客員講師（法医学講座）　現在に至る

日本口腔インプラント学会　評議員，認定医・指導医
日本歯科先端技術研究所　常任理事，インプラントマスター・インプラントフェロー

はじめに

　歯科臨床において，いかに痛みをとるかは古くからの課題であり，「痛くない歯科治療」は歯科における永遠の課題である．元来，歯科治療は，それ自体不快であるにもかかわらず，痛みを取り除くための局所麻酔が患者に痛みや苦痛を与えることがあるため，歯科治療は敬遠されている．しかも三叉神経を介する歯科特有の痛みは耐え難いものがある．臨床医なら局所麻酔は誰にでもできるが，上手にしかも安全に行うにはいろいろな工夫と知識が必須である．何のことわりもなく，一度でも患者に痛みを与えると患者は不信感を抱き，二度と来院しなくなるどころか，「あそこの歯科医は痛い」という悪い評判をたてられ，ますます患者さんは来院しなくなるものである．ぜひ，局所麻酔の達人になり，「あそこの歯科医は痛くない」，あるいは「あの先生に治療してもらって痛いなら他ではもっと痛いだろう」くらいの評判と信頼を勝ち取りたいものである．そのためには，できるだけ痛くしないように努力することである．また，痛くない歯科治療は，偶発事故や合併症の予防にきわめて大切なことは言うまでもない．

　歯科臨床の知識や技術開発も日進月歩である．歯科局所麻酔製剤や器具も新しいものが開発，発売され，局所麻酔法の選択肢も拡大した．また，インプラントなどの治療が普及し，それに伴う麻酔技術も必須となってきた．

　本書は処置別・部位別に，いかに痛くなく確実に局所麻酔を行うかをわかりやすく記載したものである．そこで，難解な理論は極力避け，図表や写真を多用し，明日からの臨床にすぐ役立つように構成した．各章はそれぞれ独立した形で書かれており，読者が個別に読みたい章だけを読むことも可能である．著者は臨床，研究の第一線で活躍されている先生方にお願いしたので，最新の内容を盛り込むことができたと考えている．内容的には臨床医のみならず歯科臨床に携わる研修医，ポリクリ学生，歯科衛生士をも対象としている．明日からの臨床に少しでも役立てていただければ幸いである．

　筆を置くにあたり，忙しい中，貴重な時間と労力を費やして下さった執筆者全員に心からの謝意を表したい．

2006年7月
吉田　和市

目　次

1　局所麻酔薬の種類／吉田和市 …………………………………………… 8

2　局所麻酔薬の構造と薬理作用／吉田和市 ………………………………10
　　Ａ．一般的構造／10
　　Ｂ．全身的作用／10
　　Ｃ．局所麻酔薬の抗不整脈作用／11
　　Ｄ．吸収と分布／11
　　Ｅ．代謝と排泄／11

3　局所麻酔に必要な解剖学的知識／高橋常男 ……………………………12
　　Ａ．三叉神経の第1枝，眼神経（V1）／13
　　Ｂ．三叉神経の第2枝，上顎神経（V2）／13
　　Ｃ．三叉神経の第3枝，下顎神経（V3）／17

4　局所麻酔用器具の紹介と使用法／別部智司 ……………………………20
　　Ａ．表面麻酔用注射器／20
　　Ｂ．手用注射器／22
　　Ｃ．歯根膜腔内麻酔用注射器／23
　　Ｄ．麻酔用電動注射器／25

5　局所麻酔薬の管理ならびに器具の取り扱い／日下部善胤 ……………30
　　Ａ．麻酔薬の管理／30
　　Ｂ．器具の取り扱い／31

6　局所麻酔の無痛対策／別部智司 …………………………………………34
　　Ａ．解剖学的理解／34
　　Ｂ．神経周囲の組織学的理解／36
　　Ｃ．無痛麻酔法の実際／37
　　Ｄ．無痛麻酔の補助手段としての精神鎮静法／40

7　抜歯の局所麻酔／青木紀昭 ………………………………………………44

8　腫瘍，囊胞摘出時における局所麻酔／青木紀昭 ………………………46

目　次

9　インプラント手術における局所麻酔／簗瀬武史 …………………… 48
　　A．下顎臼歯部欠損症例／48
　　B．上顎臼歯部欠損症例／51
　　C．多数歯欠損症例／53

10　歯科保存処置における局所麻酔／日下部善胤 ……………………… 56
　　A．窩洞形成（う窩が深い有髄歯）／56
　　B．抜髄／58
　　C．感染根管治療／62
　　D．歯周治療／64
　　E．再生外科手術（組織再生誘導法 GTR）／70
　　F．その他（レーザー麻酔）／74

11　全身疾患を有する患者の局所麻酔／三浦　誠 ……………………… 76
　　A．全身疾患を有する患者の局所麻酔の基本的な考え方／76
　　B．疾患別の注意点／76

12　障害者・高齢者の局所麻酔時の注意事項／三浦　誠 ……………… 84
　　A．障害者への局所麻酔の基本的な考え方／84
　　B．行動調整の一環としての局所麻酔／84

13　小児患者に対する局所麻酔のコツ／木本茂成 ……………………… 92
　　A．浸潤麻酔の準備／92
　　B．表面麻酔の塗布／94
　　C．器具の受け渡し／95
　　D．浸潤麻酔の刺入（上顎前歯部）／96
　　E．浸潤麻酔刺入時のアシスタントによる補助／97
　　F．上顎臼歯部の浸潤麻酔／98
　　G．下顎臼歯部の浸潤麻酔／100
　　H．笑気吸入鎮静法と浸潤麻酔との併用／102
　　I．術後の咬傷の防止／103

14　伝達麻酔法のテクニック／別部智司 ………………………………… 104
　　A．下顎孔伝達麻酔法／104
　　B．頰神経伝達麻酔法／106
　　C．オトガイ孔伝達麻酔法／106
　　D．上顎結節伝達麻酔法／106

　　　　E．眼窩下神経伝達麻酔法／106
　　　　F．切歯孔伝達麻酔法／108
　　　　G．大口蓋孔伝達麻酔法／108

15　鑑別診断のための麻酔／別部智司 ……………………………………… 110
　　　　A．診断的浸潤麻酔法／110
　　　　B．診断的表面麻酔法／113

16　局所麻酔後の局所的合併症／青木紀昭 ……………………………………… 114

17　局所麻酔時における全身的合併症／吉田和市 ……………………………… 116
　　　　A．局所麻酔薬の中枢神経系への影響／116
　　　　B．局所麻酔薬の循環系への作用／116
　　　　C．局所麻酔薬中毒／117
　　　　D．局所麻酔時における脳貧血／117
　　　　E．起立性低血圧症／118
　　　　F．過換気症候群／118
　　　　G．エピネフリン過剰反応／119
　　　　H．局所麻酔薬によるアレルギー反応／119
　　　　I．メトヘモグロビン血症／120

巻末付表（口腔領域に用いられる主な局所麻酔薬）………………………………… 121

索　引 ………………………………………………………………………………… 123

1 局所麻酔薬の種類

　局所麻酔薬は芳香族の部分とアミノ基の部分をつなぐ中間鎖の部分の結合様式によってアミド型とエステル型に分類されるが，歯科臨床ではアミド型が用いられている．

〈アミド型〉
　主に肝で代謝される．エステル型より作用発現が早く，持続時間も長い．
① リドカイン：表面麻酔(2～8％)，浸潤麻酔(0.5～2％)，伝達麻酔(0.5～2％)．抗不整脈作用がある．組織浸透性が良く，作用発現も迅速である．プロカインに比べて麻酔力は1.5～2倍．持続時間は中程度である．軽度の末梢血管拡張作用がある．基準最高用量は500mg(エピネフリン添加)，効力はプロカインの2倍，表面麻酔作用もある．
② プロピトカイン(プリロカイン)：浸潤麻酔(0.25～1％)，伝達麻酔(1～2％)．組織結合性が強く，代謝が早いためアミド型局所麻酔薬の中でも毒性は最も低い．
③ メピバカイン：浸潤麻酔(0.25～1％)，伝達麻酔(1～2％)．組織浸透性や作用発現はリドカインと同様であるが，持続時間はリドカインよりも長い．

〈エステル型〉
　主に血漿偽コリンエステラーゼにより分解される．アレルギー反応がアミド型に比較して多い．
① プロカイン：基準最高用量は1000mg(エピネフリン添加)，浸潤麻酔(0.25～1％)．組織浸透圧が低く，粘膜などの表面麻酔には不向きである．作用発現が遅く，持続時間もリドカインの約1/2で，末梢の血管拡張作用があるため吸収が早く中毒反応が起こりやすい．
② テトラカイン：表面麻酔作用あり，麻酔効力，毒性はプロカインの10倍．
③ ベンゾカイン：表面麻酔薬．

1 局所麻酔薬に含まれる成分

- エピネフリン
- ピロ亜硫酸ナトリウム（還元剤）
- 塩化ナトリウム（等張剤）
- 水酸化ナトリウム（pH調整）
- 塩酸（溶解補助剤）
- パラベン類（防腐剤）

2 基準最高用量

		エピネフリン添加
〈アミド型〉		
リドカイン	200mg	500mg
プロピトカイン	400mg	600mg
メピバカイン	500mg	
〈エステル型〉		
プロカイン	500mg	1000mg
テトラカイン	100mg	

- **局所麻酔薬に添加されている血管収縮薬**

① エピネフリン：1/25000～1/200000の割合で混入，麻酔効果の増強作用は最も強力，極量は健康人で200μg．
  - 血管の収縮（α）と拡張（β）があるが，腹部内臓を含め収縮する血管の占める容積が大きく血圧は上昇．
  - 心拍数の増加と心収縮力の増加（$β_1$）．
  - 血管および気管支平滑筋の弛緩（$β_2$）．
  - 血糖の上昇（肝臓のグリコーゲンを解糖する）（$β_2$）．

  禁忌症：高血圧症，心疾患，重症糖尿病，甲状腺機能亢進症．

② フェリプレシン：バソプレッシン（下垂体から分泌される抗利尿ホルモン）の分子構造を一部変えた合成ポリペプチド．
  - 局所障害が少ない．
  - 3％プロピトカインに0.03単位配合でエピネフリン配合の局麻剤に匹敵する麻酔効果がある．
  - エピネフリン禁忌の症例にも使用可．

3　キシロカイン®カートリッジの成分および併用注意

〈キシロカインカートリッジ〉
1 ml 中に
- 塩酸リドカイン20mg（2％）
- エピネフリン（1:80,000）

〈歯科用キシロカインカートリッジ〉
- リドカインの含有量
2％　1.8cc　1800mg×2÷100＝36mg
基準最高用量：500mg÷36＝14本
- エピネフリンの含有量
1.8ml（1800×1000μg）÷80000＝22.5μg
安全使用量：200μg÷22.5μg＝9本
　したがって，1回に用いることのできる量は約9本までである．

〈併用注意〉
- 三環系抗うつ薬（イミプラミンなど）
  MAO阻害薬
  血圧上昇（カテコラミンの再取り込みの阻害）
- β遮断薬（プロプラノロールなど）
  血圧上昇、徐脈（α受容体刺激作用）
- 抗精神病薬（ブチロフェノン系，フェノチアジン系）
- α遮断薬
  血圧低下（β受容体刺激作用）

（巻末の**付表1**参照）

参考文献

1) 谷口省吾，長坂浩，吉田和市，吉村節．麻酔・生体管理学―歯科臨床における患者管理法―．東京：学建書院　2003；34-43．

2) 古屋英毅，金子譲，海野雅浩，池本清海，福島和昭，城茂治（編集）．歯科麻酔学第6版．東京：医歯薬出版，2003；160-194．

2
局所麻酔薬の構造と薬理作用

A．一般的構造

芳香族部分－中間連鎖－アミン（アミノ基）となっている（図1a, b）．

中間連鎖がアミド結合している局所麻酔薬をアミド型局所麻酔薬，エステル結合しているものをエステル型局所麻酔薬という．

アミド型にはリドカイン，メピバカイン，プロピトカインなどがあり，エステル型にはプロカイン，テトラカインがある．

B．全身的作用

①中枢神経への作用（局所麻酔薬は血液脳関門を通過する）
- 初期症状は鎮静，傾眠，鎮痛（少量）
- 中毒の初期では中枢刺激作用（多弁，興奮など）
- 血中濃度が高まると全身痙攣
- 中枢抑制作用：意識消失（全身麻酔作用），呼吸抑制

②循環への作用
- 少量では中枢性に交感神経を刺激し，軽度の心拍数と血圧の上昇がみられる．心臓に対しては抗不整脈作用を有する．
- 血中濃度の上昇に伴い，循環の抑制すなわち血圧低下，心収縮力の低下，心停止に至る．
- 局所麻酔薬はコカインとメピバカイン以外は一般に，血管平滑筋を弛緩させる作用がある（そのため血管収縮薬を添加して血管を収縮させ吸収を遅らせる）．

1 局所麻酔薬の基本構造

図1a, b 局所麻酔薬の基本構造．

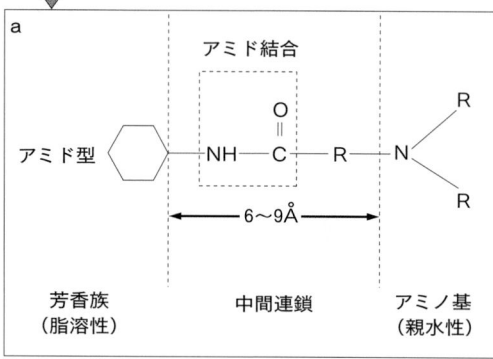

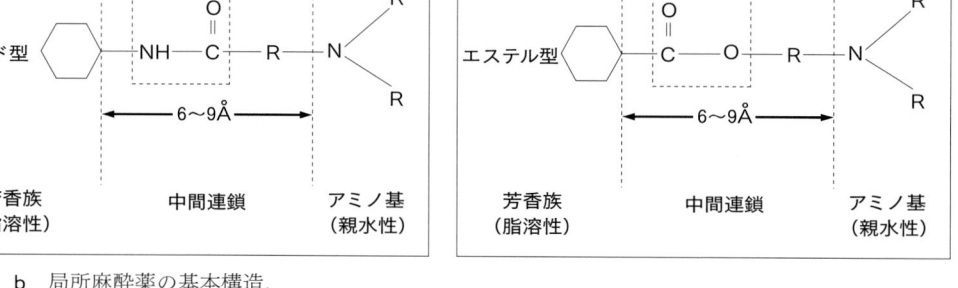

C．局所麻酔薬の抗不整脈作用

リドカインは心室性の不整脈に，プロカインは上室性の不整脈に適応となる．局所麻酔薬が血管内に入り急速に脳内血中濃度が上昇すると，いきなり痙攣，意識消失を引き起こす（局所麻酔薬中毒）．処置は抗痙攣薬の投与，気道確保，酸素吸入であるが，呼吸停止，ショック（循環の虚脱）が起これば蘇生法を実施する．

D．吸収と分布

局所麻酔薬の血流への吸収は粘膜などの血管が豊富な組織では速い．また，血管拡張作用の強い局所麻酔薬ほどすみやかに血管内へ吸収される．したがって局所麻酔薬の持続時間が短くなったり，中毒の危険性を避けるため血管収縮薬を添加して用いる．エステル型の局所麻酔薬の半減期はアミド型に比較して短い．プロカインでは約2分，リドカインでは約90分である．

E．代謝と排泄

エステル型では主に，血漿偽コリンエステラーゼにより加水分解される．アミド型では肝のミクロソーム中の酵素により代謝される．代謝された後には腎から尿中に排泄される．

〈血管収縮薬〉
- 局所麻酔薬に添加されている血管収縮薬には，エピネフリン，フェリプレシンがある．
- エピネフリンには末梢血管収縮，冠状動脈拡張，頻脈，心拍出量増加，血糖値上昇，気管支拡張などの作用がある．

〈合併症〉
- 局所麻酔による合併症には局所的なものと全身的なものがある（16，17章参照）．
- 局所麻酔薬中毒は初期に不安，興奮，頭痛，頻脈，血圧上昇をきたし，末期では痙攣，徐脈，血圧下降，意識喪失，呼吸・心停止をきたす．
- 局所麻酔薬中毒では痙攣に対してジアゼパムの静注，さらに症状の進んだ場合には蘇生法を施行する．

参考文献

1） 谷口省吾，長坂浩，吉田和市，吉村節．麻酔・生体管理学—歯科臨床における患者管理法—．東京：学建書院，2003；34-43．
2） 古屋英毅，金子譲，海野雅浩，池本清海，福島和昭，城茂治（編集）．歯科麻酔学第6版．東京：医歯薬出版，2003；160-194．
3） 金子譲．歯科の局所麻酔Q&A．大阪：診療新社，2003；13-24．

3

局所麻酔に必要な解剖学的知識

はじめに

　口腔に分布する脳神経には，三叉神経，顔面神経，舌咽神経，迷走神経そして舌下神経などがあるが，日常臨床でとくに麻酔と直接関係する神経は三叉神経である．したがって三叉神経について解剖学的に解説する．

　三叉神経（第Ⅴ脳神経）は，脳神経の中で最も太い神経線維束として橋の腹側面から起こり，大部をなす知覚部と小部をなす運動部より構成される混合性神経である．

　知覚部は顔面のすべての皮膚および頭部内構造の粘膜からのインパルスを運ぶ知覚神経からなっている．

　運動部は咀嚼筋などの運動をつかさどる運動神経からなっている．

　三叉神経は脳幹を出ると，側頭骨錐体の先端上部で半月神経節に至り，ここから前部より眼神経（Ⅴ1），中間部より上顎神経（Ⅴ2），後部より下顎神経（Ⅴ3）の3枝を出す（図1a～c）．

1　三叉神経の解剖

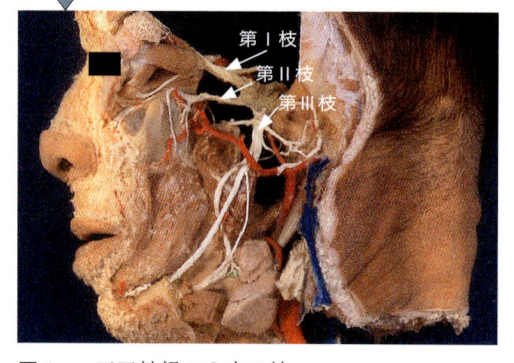

図1a　三叉神経の3本の枝．

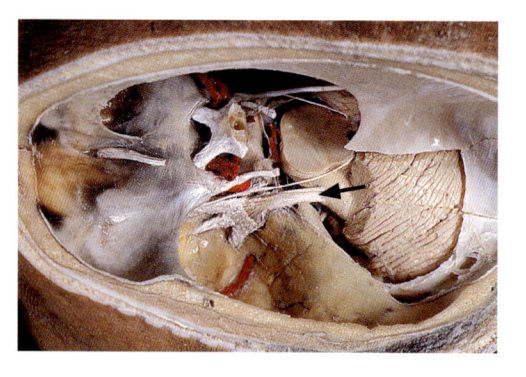

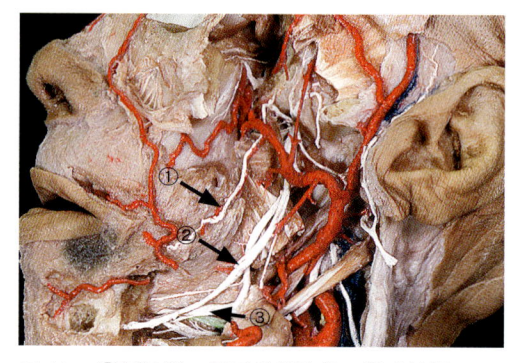

図1b　①頰神経，②下歯槽神経，③舌神経．

図1c　橋の外側から出る三叉神経根（矢印）（以上，神奈川歯科大学人体構造学講座所蔵標本より）．

A．三叉神経の第1枝，眼神経（Ⅴ1）

　三叉神経第1枝の眼神経は，上眼瞼結膜，上眼瞼，鼻根部，鼻背の皮膚などを支配する純知覚性である．この神経は歯科治療と直接関係することはないので省略する．

B．三叉神経の第2枝，上顎神経（Ⅴ2）

　三叉神経の第2枝の上顎神経は，大きさにおいては中間的である．眼神経と同様に上顎神経も純知覚性で，これは胎生期の上顎突起に由来する皮膚域を支配する．

　上顎神経は正円孔（上顎神経伝達麻酔の部位）を通って頭蓋を離れ，翼口蓋窩に達すると翼口蓋神経節が上顎神経の数ミリ下に懸垂されているように位置し，ここを通過しながら主に3枝に分かれ，以下のそれぞれの部位に分布する．

1）中央枝：眼窩下神経

　上顎神経の主枝の延長である眼窩下神経は，翼口蓋窩から下眼窩裂を通って眼窩内に入り，眼窩下溝，眼窩下管中を前走し，眼窩下孔（眼窩下孔伝達麻酔の部位）より顔面部に出て，終枝として鼻枝（鼻翼，鼻腔粘膜），上唇枝（上唇の皮膚や粘膜），そして下眼瞼枝（下眼瞼の皮膚）の3枝に分かれる．また，翼口蓋窩から眼窩下孔までの経過中に骨壁内を通過する上歯槽神経が起こる．

　翼口蓋窩から骨内に入ることなく上顎骨体後壁を下行する後上歯槽神経は，大臼歯部頬粘膜や歯肉に分布する．上顎骨体後壁（上下的には，頬骨弓の基部の高さが目安）で，最後臼歯の約10mm後上方にある2～3個の歯槽孔（上顎結節伝達麻酔の部位）より上顎骨内に入る後上歯槽枝は，洞粘膜や洞骨壁，第三から第一大臼歯（遠心頬側根と口蓋根）および，時に第二小臼歯に分布する．

　中上歯槽枝は，眼窩下溝から眼窩下管に入る直前に上顎洞側壁内を下行し，上顎洞粘膜や第一大臼歯の近心頬側根や小臼歯部に分布する．この中上歯槽枝が欠如している場合が多くあるが，その場合は前上歯槽枝がその支配領域を兼ねる．

　前上歯槽枝は，眼窩下管内（眼窩下孔部の約5mm手前）で分岐し，上顎洞前壁骨中を経て中切歯から犬歯，時に第一小臼歯，そして鼻の前部に分布する．これらの3枝は上顎骨の前壁および後壁を下行しながらさらに分岐し，互いに吻合しながら歯根の上方で上歯神経叢を形成する．この神経叢は頬側歯肉に上歯肉枝および歯根に上歯枝を送り出す（図2）．

ポイント1：上顎小臼歯や第一大臼歯の近心頬側根の麻酔が奏効しにくいときがある．頬側からは上歯槽神経叢によるが，口蓋側は大口蓋神経（または鼻口蓋神経）による神経支配のある解剖学的理由を認識しておくこと．

ポイント2：頬粘膜後上部の知覚は，後上歯槽枝の歯肉枝からの知覚性線維が関与するが，頬粘膜全体を支配する頬神経（後述）もその分布領域については2つが相補的な関係があることを留意しておきたい．

3　局所麻酔に必要な解剖学的知識

2　上顎神経

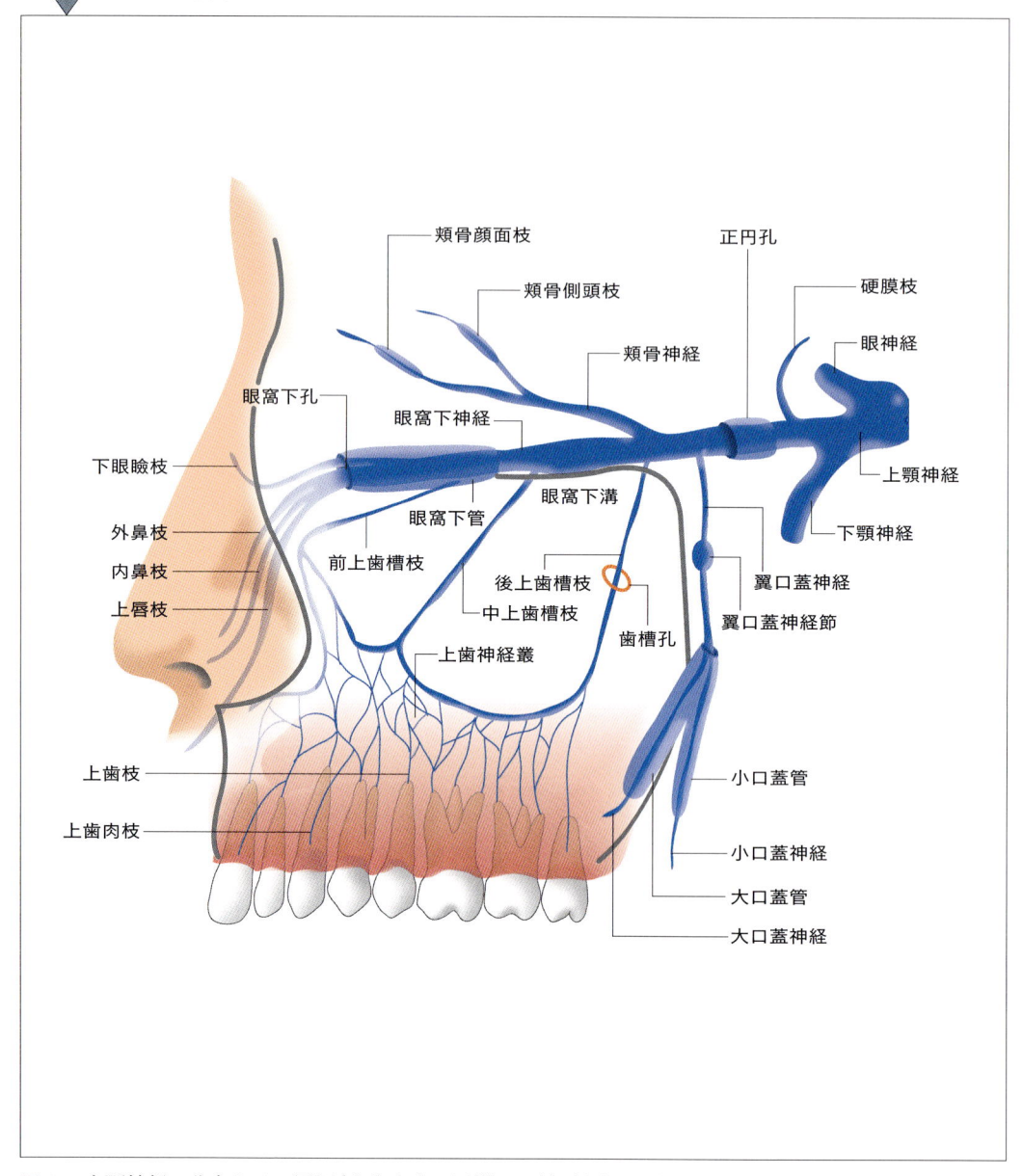

図2　上顎神経の分布とその周辺（上條雍彦：図説　口腔解剖学　4神経学．アナトーム社，東京，1970より引用改変）．

2）外側枝：頬骨神経

頬骨神経は頬骨顔面枝と頬骨側頭枝の2枝を出す．

頬骨から神経と同名の小孔を通って現れ，それぞれ頬骨部や側頭部の皮膚を支配する．頬骨神経に伴走する分泌線維は翼口蓋神経節から頬骨神経とともに通過し，そこから涙腺に達する．

3）内側枝：翼口蓋神経（図3）

翼口蓋神経は上顎神経の本幹から2～3本の枝として分岐してすぐその直下で翼口蓋神経節を形成したあと，鼻腔に分布する後鼻枝と口蓋に分布する口蓋神経に分かれる．

後鼻枝を出した翼口蓋神経は，蝶口蓋孔を通って鼻腔に達すると外側上後鼻枝となって，上・中鼻甲介の粘膜に分布する．上後鼻枝を分岐したあと翼口蓋神経は，口蓋神経となって翼口蓋窩を全長にわたって下行し，さらに1本の太い枝の大口蓋神経と，1～2本の細い枝の小口蓋神経の2枝に分かれる．

大口蓋神経は，大口蓋管の中で2～3本の枝を出すが，鼻腔に達する枝は外側下後鼻枝となって，下鼻甲介，中・下鼻道の粘膜に分布する．大口蓋神経の終末は，第二，第三大臼歯の正中側に位置している大口蓋孔（大口蓋神経の伝達麻酔の部位）から硬口蓋に出て口蓋側歯肉に向かい犬歯より後方の口蓋の粘膜，骨膜，歯肉，口蓋腺に分布する．

ポイント：大口蓋神経は上顎の第一，第二大臼歯の口蓋根にも稀に分布している．したがって，頬側の浸潤麻酔だけでは上顎臼歯の完全な無痛がえられない解剖学的理由となる．

小口蓋神経の終枝は，小口蓋管を下行して小口蓋孔を出て軟口蓋および口蓋垂の粘膜の知覚を支配する．またこの部の腺分泌および味覚をつかさどる．

ポイント：不必要な軟口蓋の麻痺という不快症状を避けるためにも，大口蓋神経ブロックは大口蓋孔の位置よりやや前方がよい．

鼻腔の後上壁で翼口蓋神経から分岐した内側上後鼻枝は，鼻中隔に沿って下前方に向かい鼻腔底に達し，切歯管（切歯孔伝達麻酔の部位）を通って鼻口蓋神経となり，口蓋前方部，切歯部，口蓋側粘膜，歯肉に分布する．一部は大口蓋神経からの枝と吻合する（図3）．

ポイント1：上顎の歯，歯肉を麻酔するためには，麻酔薬は数ヶ所で注射されなければならない．
ポイント2：上顎犬歯部領域は後方からの大口蓋神経の枝と前方からの鼻口蓋神経の枝が重なりあっているため，両神経への配慮が必要である．

3 翼口蓋神経

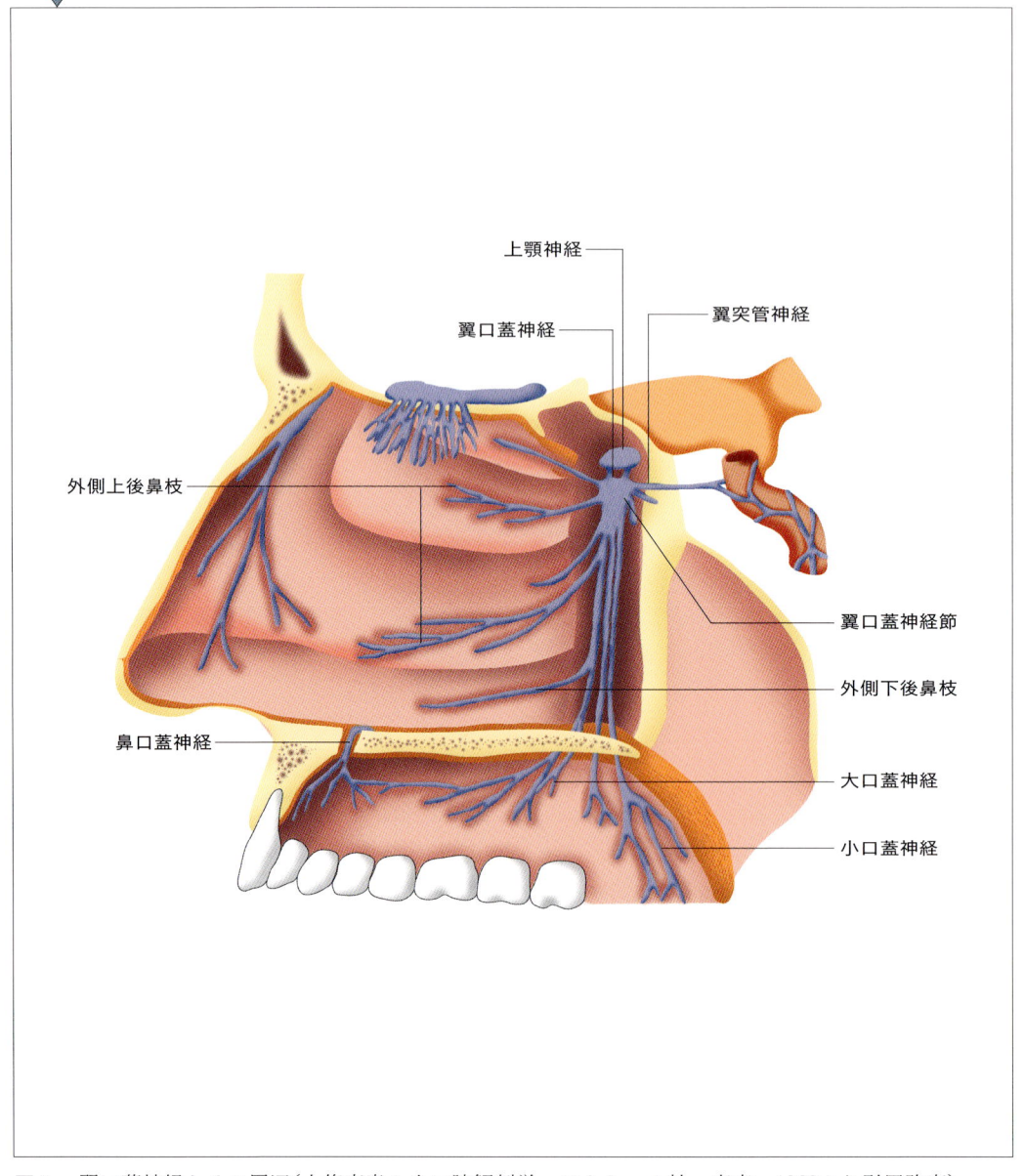

図3 翼口蓋神経とその周辺(上條雍彦：小口腔解剖学．アナトーム社，東京，1969より引用改変).

C. 三叉神経の第3枝，下顎神経（V3）

　三叉神経第3枝である下顎神経は，三叉神経の後方の枝として三叉神経節より分岐する．3枝の中では最も太い枝で，知覚性と運動性をつかさどる唯一混合性神経である．卵円孔（下顎神経伝達麻酔の部位）を通って頭蓋の外に出て，側頭下窩に入ると，主枝が下行する間に，頬筋，咀嚼筋に分布する神経を分岐する．すなわち，頬筋を穿通し広く粘膜に分布する知覚性の頬神経と4つの咀嚼筋に分布する運動性の咬筋神経，内側翼突筋神経，外側翼突筋神経，深側頭神経を出す（図4）．
　そして，主枝はさらに以下の3枝に分かれる．

1）内側枝：舌神経

　舌神経は，側頭下窩において頭蓋底の約10mm下方で下歯槽神経から分かれて，下歯槽神経の前やや内側の位置で下顎枝内面を外側翼突筋と内側翼突筋の間を前下方に走り，第三大臼歯の内方で粘膜直下に位置するようになる．舌神経は，口峡部後方粘膜，舌側歯肉，舌下部粘膜，口腔底粘膜，舌前2／3の舌粘膜に分布する．
　また，神経は下顎孔より上方で舌前2／3の味覚を伝達する鼓索神経（顔面神経由来で，味覚線維と唾液腺の分泌線維を含む）と吻合する．

ポイント：第三大臼歯の舌側部の粘膜切開や骨切除時には，舌神経を傷つけないよう細心の注意が必要である．

2）中間枝：下歯槽神経

　下歯槽神経は，下顎神経主枝の延長で下顎枝内面のほぼ中央にある下顎孔（下顎孔伝達麻酔の部位）から下顎骨中に入り，下顎管内を前下方に進み第一大臼歯のところからほぼ水平に前走し，第二小臼歯の位置で下顎骨体のほぼ中央の高さで，通常は第二小臼歯の根尖直下にあるオトガイ孔（オトガイ孔伝達麻酔の部位）から下顎骨の外に出てオトガイ神経となる．オトガイ神経は直ちに3〜4本の終末枝に分かれ，口角枝（同部の皮膚），下唇枝（下唇の皮膚ならびに粘膜）およびオトガイ枝（オトガイ部の皮膚）を出す．

ポイント：下唇粘膜直下を走行するオトガイ神経があるため，粘膜切開時には細心の注意が必要である．

　下顎孔に入る直前で主枝より分岐した顎舌骨筋神経は，下顎骨内面の顎舌骨筋神経溝の中を前下方に進み，顎舌骨筋の後外側縁から枝を出した後，さらに顎二腹筋前腹に運動神経線維を出す．末梢枝はオトガイ部の皮膚や，時にオトガイ部から骨中に入って下顎切歯の知覚に関与することがある．

4 下顎神経

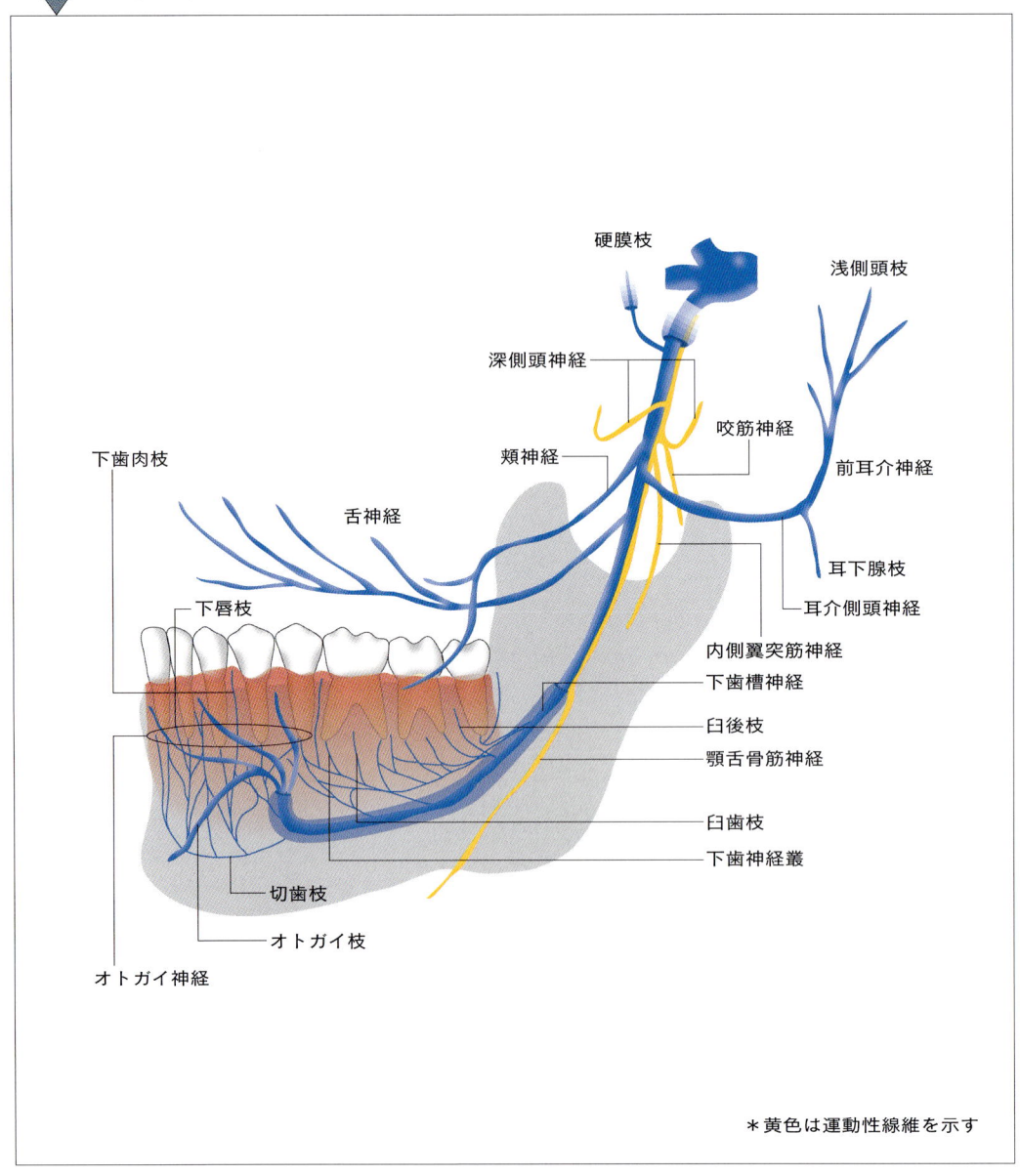

図4 下顎神経の分布とその周辺(上條雍彦:図説口腔解剖学 4神経学. アナトーム社, 東京, 1970より引用改変).

C．三叉神経の第3枝，下顎神経（Ⅴ3）

ポイント：下顎切歯部の局所麻酔時には，顎舌骨筋神経の終末知覚枝の存在も留意しておきたい．

　下顎孔から下顎管中を経過し，オトガイ孔より出るまでの間に臼後枝，臼歯枝，切歯枝のなどの下歯枝が起こる．臼後枝は臼後三角部と第三大臼歯，臼歯枝は主として大臼歯と小臼歯に分布する．

ポイント1：下顎孔の直上で麻酔液が広がれば，下顎枝全体が麻痺する．また，オトガイ孔の中に麻酔液が広がれば，第二小臼歯以下，中切歯まで麻痺されることになる．
ポイント2：もしインプラント体が臼後枝や臼歯枝を圧迫しているような場合は，知覚異常が起こる可能性が考えられる．

　オトガイ孔を出る直前に臼歯枝を出した後，さらにオトガイ孔に向かって後上方に向きを変えるところで切歯枝を出し，正中に向かいながら，犬歯，切歯にも枝を出す．
　これらの枝は下顎管の直上で互いに吻合し，ついで分岐を繰り返し複雑な下歯神経叢を形成する．切歯部では，その歯枝は正中を越えて反対側まで拡がると考えてよい．

ポイント：下顎前歯部では反対側からの枝との吻合もあるため，両側の浸潤麻酔が必要となることもある．

　下歯槽神経は下歯枝をもって片側の全下顎歯を支配し，下歯肉枝をもって第一大臼歯および第二小臼歯領域以外の口腔前庭側歯肉を支配し，第一大臼歯および第二小臼歯領域の頰側歯肉は頰粘膜と同様に頰神経によって支配される．

ポイント：下顎領域の麻酔では，本幹が下顎孔に入って下歯槽神経となる前に，頰神経や舌神経が分岐するため，これらを対象に行わなくてはならない．

3）外側枝：耳介側頭神経（図4）

　側頭下窩から分岐し，関節突起基底部後方を回って外面に出て上方に向かい外耳孔前方を走って側頭部皮膚に分布する．この経過中に耳下腺枝（耳下腺に分布，分泌促進性に作用），関節枝（顎関節に分布），前耳介神経（耳介前部の皮膚に分布）などが分岐する．

　なお，紙面スペースの都合で，翼口蓋神経節，耳神経節，顎下神経節等，副交感神経節については記述を省略した．

4
局所麻酔用器具の紹介と使用法

　日常臨床で用いられている局所麻酔では色々な器具が開発，実用化されている．ここでは現在，販売され臨床応用されている器具を紹介する．

A．表面麻酔用注射器
　いわゆる針のない注射器で，スプリングアクションによる23,000psi(pressure square inch)の強圧で薬を組織に浸潤させる[1]．主に麻酔針刺入時および麻酔薬注入時の疼痛抑制の目的で用いられる(図1a)．器具の扱いと使用するタイミングにコツが必要であるが，慣れれば大変に有用である[2]．器具に1.8ml入り麻酔薬カートリッジを装填して，消毒済みのラバー性キャップをヘッド部に装着する(図1b)．コックハンドルを起こして，抵抗が一過性にある位置をさらに力を入れて通過させ，「カチ」と音がすると所定の位置までスプリングが引けたことになる(図1c)．次に噴射ノズルの反対端にある液量調節ノブを回して，1回の噴射量を設定しておく(図1d)．薬液量の調節の目安を表1に示す．シリジェットを正しく持ち(図1e)，浸潤麻酔を行おうとする刺入点部位を消毒，乾燥しておき，ノズルを直角にあてがいタイミングを見て引き金を引いて局所麻酔薬を発射する(図1f)．局所麻酔は一瞬にして粘膜を貫通して，粘膜下に浸潤して表面麻酔作用を発揮する．この際，ノズルが組織を圧迫すると，カートリッジのガラスが割れることがあるので，注意を要する．

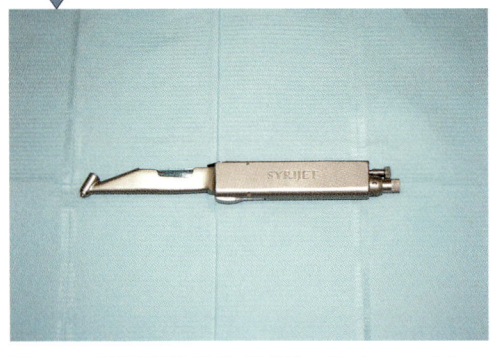

1　表面麻酔用注射器

図1a　表面麻酔用注射器(シリジェット®，Keystone社製)．スプリングアクションによる強圧で麻酔薬を組織に浸潤させる．

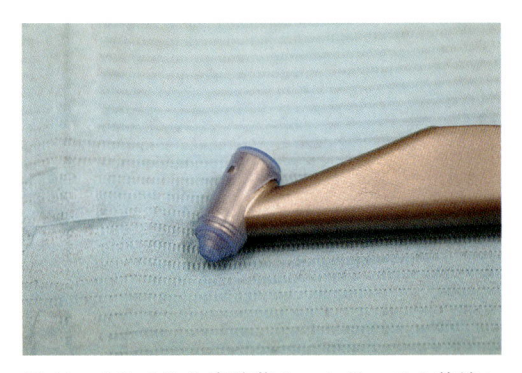

図1b　1.8ml入り麻酔薬カートリッジを装填して，消毒済みのラバー性キャップをヘッド部に装着する．

A．表面麻酔用注射器

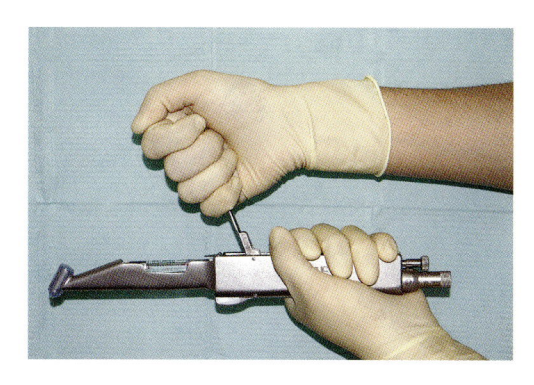

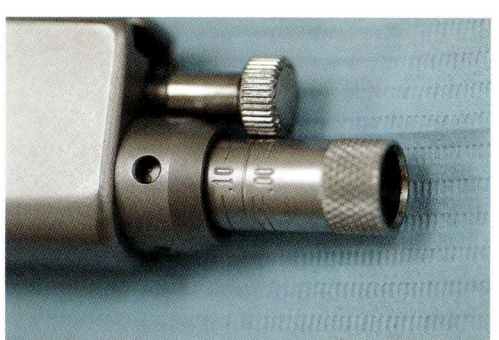

図1c　コックハンドルを起こして，所定の位置までスプリングを引く．

図1d　噴射ノズルの反対端にある液量調節ノブを回して噴射量を設定する．

表1　薬液量の調節の目安

液量調節の目安	
上顎前歯部	0.10mL〜0.15mL
下顎前歯部	0.15mL〜0.20mL
舌粘膜	0.05mL〜0.10mL
歯肉組織	0.05mL〜0.10mL

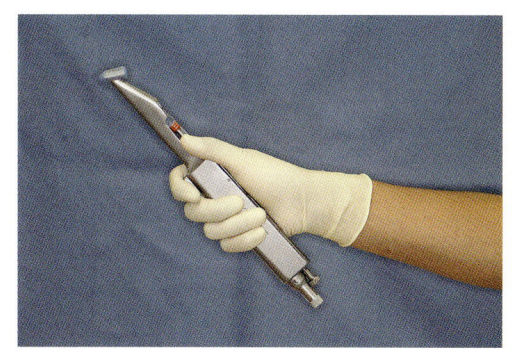

図1e　シリジェットを正しく持つ．

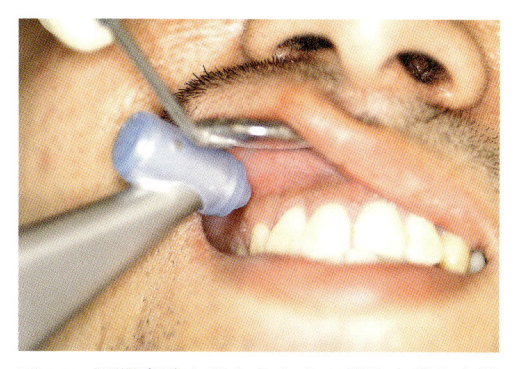

図1f　浸潤麻酔を行おうとする刺入点部位を消毒，乾燥して，ノズルを直角にあてがいタイミングを見て引き金を引き，発射する．

21

B．手用注射器

これには最も基本的なガラス筒注射器，カートリッジ式注射器，セルフ・アスピレーション式注射器がある（図2a）．薬剤注入時には一般的には血管内注射を避けるために吸引テストをするように心掛るが（図2b），セルフ・アスピレーション式では麻酔薬カートリッジの針を差し込むゴム性パッキングの弾性を利用して，内筒を押すとパッキングが歪んで，カートリッジ内に陰圧がかかるような構造となっている（図2c）．麻酔薬注入時に内筒を一瞬押してすぐに圧力を抜くことで，もし針先が血管内にある場合には血液が逆流する（図2d）．

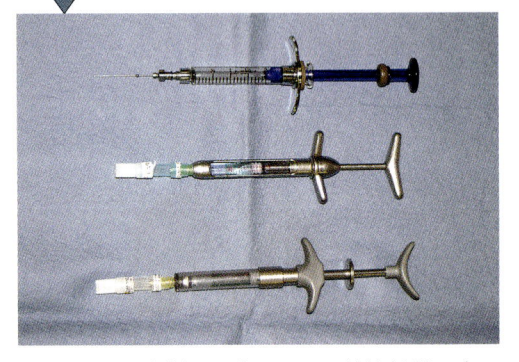

2　手用注射器

図2a　手用注射器．上：ガラス筒注射器，中：カートリッジ式注射器，下：セルフ・アスピレーション式注射器．

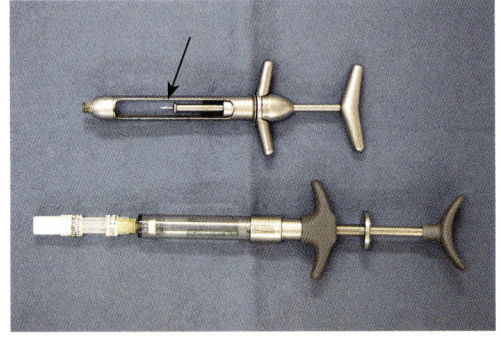

図2b　上：吸引テストを行うためにカートリッジ後部ゴム栓に差込む鉤が付いているプランジャー（矢印）．下：セルフ・アスピレーション式注射器．

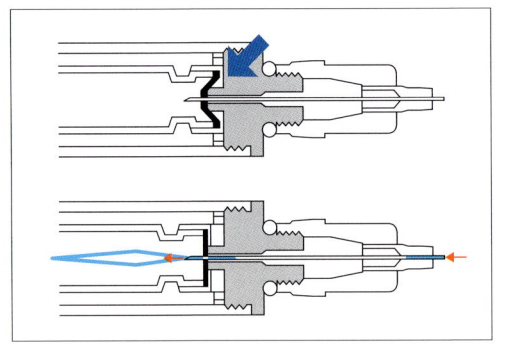

図2c　麻酔薬カートリッジの針を差し込むゴム性パッキングの弾性を利用して，内筒を押すとパッキングが歪んで（上），カートリッジ内に陰圧がかかるような構造となっている（下）（住友雅人：局所麻酔手技のポイント；最新・歯科局所麻酔ハンドブック，日本歯科評論／増刊，2001より引用改変）[3]．

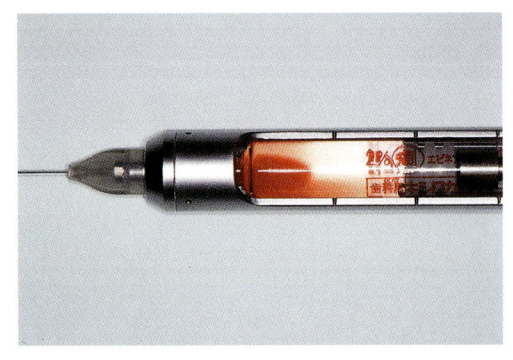

図2d　セルフ・アスピレーション式注射器．下顎孔伝達麻酔を行ったときに引けた血液．このときには，数回ポンピングをして血液の確認を行った．

C. 歯根膜腔内麻酔用注射器

　歯根膜腔内に注入するために強圧がかけられる専用の注射器であるが，普通の浸潤麻酔にも応用できる．これには大きく分けてペンシル型，パームグリップ型，ピストル型に大別される（図3a）．歯根膜腔内麻酔を行うには30Gより細い注射針を用いる（図3b），歯頸部歯肉より歯根膜腔をめがけて約30度の角度をもって刺入して硬組織表面に針先を到達させる（図3c）[4]．歯面に沿わせて針先が進まなくなる所までゆっくりと押し進める．ここが歯根膜腔隙の開口部で，針先を少し引き抜こうとしてもタグバックを感じ抵抗感があり，歯根膜腔内麻酔薬の注入部位となる．その後，ゆっくりと麻酔薬を注入するが，大変な強圧がかかるため注意深く丁寧に行う．刺入部位は近遠心的頬舌的に行うが，歯根の数や処置内容により追加される（図3d, e）[5]．メーカーによっては小児用が90ニュートン，成人用が120ニュートンと最高圧力が設定されて，安全な歯根膜腔内麻酔を行えるようにあらかじめ設定されている商品もある[6]．また，注入量が正確に行えるように0.01mlずつメモリの付いたダイヤル方式で，圧力を感じながら注入できるものもある（ソフトジェクト®，図3f, g）．本法の麻酔薬の必要量は1根あたり約0.18～0.20mlと少量で済み，麻酔効果の発現が迅速でかつ確実であり，持続時間が約30分と比較的短いことが特徴とされる．また，麻酔範囲が限局的であり，口唇，頬粘膜，舌の神経麻痺による機能的問題を生じないため，患者に対するメリットが多いとされる．

3　歯根膜腔内麻酔用注射器

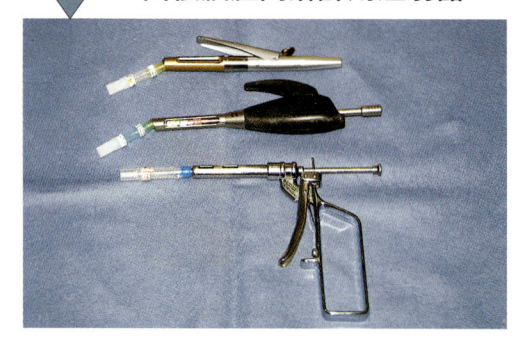

図3a　歯根膜腔内麻酔用注射器．ペンシル型（上：シトジェクト®2000），パームグリップ型（中：アントギア®），ピストル型（下：ペリプレス®）に大別される．

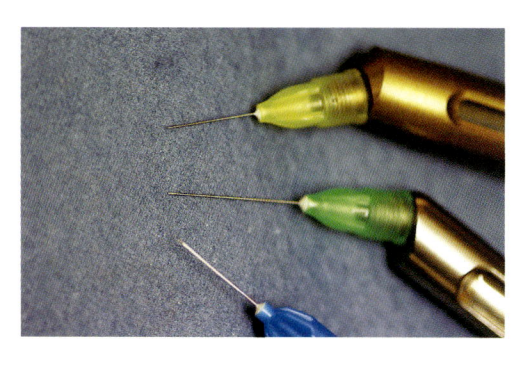

図3b　歯根膜腔内麻酔を行うには30Gより細い注射針を用いる．上：33G，中：31G，下：30G．

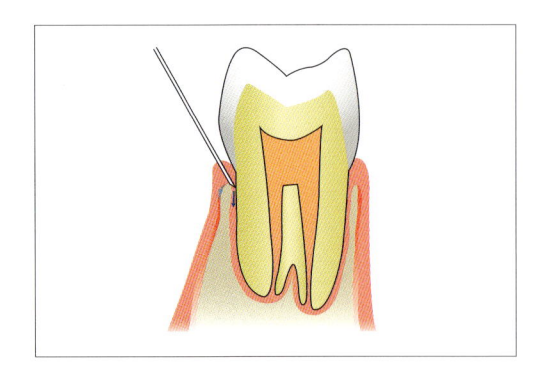

図3c　歯頸部歯肉より歯根膜腔をめがけて約30度の角度をもって刺入して，歯面に沿わせて針先が進まなくなる所までゆっくりと押し進める．ここが歯根膜腔隙の開口部で，針先を少し引き抜こうとしてもタグバックを感じ抵抗感があり，歯根膜腔麻酔薬の注入部位となる(別部智司：抜髄時の麻酔，日本歯科評論，62(7)；73-74，2002より引用改変)．

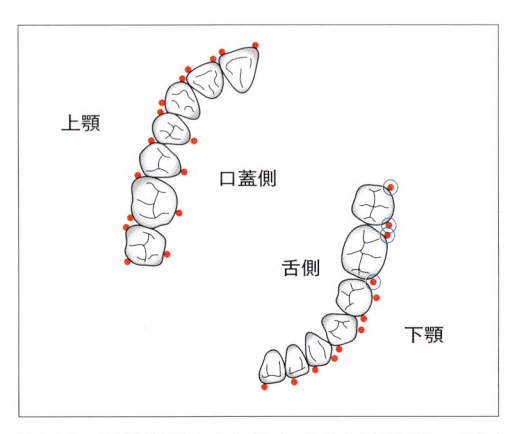

図3d　歯根膜腔内麻酔法による保存治療．歯冠形成のための注射部位．一部位0.2mlとするが，下顎臼歯部では浸潤性が悪いので0.4mlとする(伊東　哲：歯根膜内麻酔法と骨内麻酔法；最新・歯科局所麻酔ハンドブック，日本歯科評論／増刊，2001より引用)[5]．

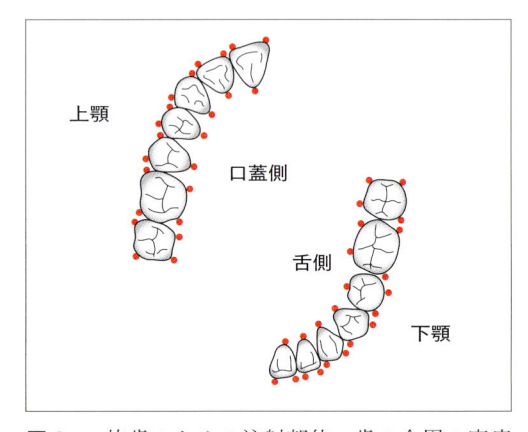

図3e　抜歯のための注射部位．歯の全周の麻痺が必要となるので，口蓋側あるいは舌側に追加される(伊東　哲：歯根膜内麻酔法と骨内麻酔法；最新・歯科局所麻酔ハンドブック，日本歯科評論／増刊，2001より引用)[5]．

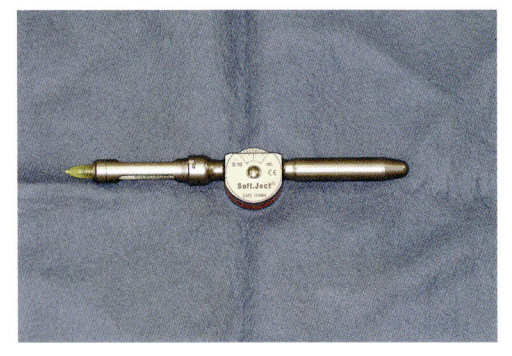

図3f　ソフトジェクト®．注入量が正確に行えるように0.01mlずつメモリの付いたダイヤル方式．

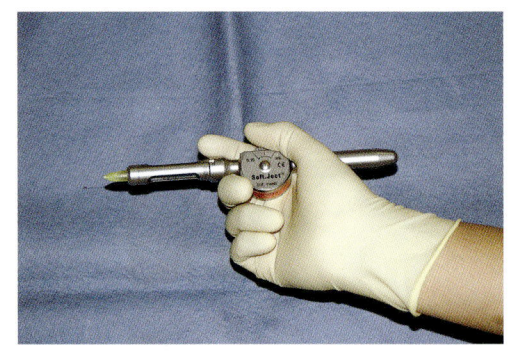

図3g　ソフトジェクト®の正しい持ち方．親指によりダイヤルを操作することで，圧力を感じながら注入できる．

D. 麻酔用電動注射器

　最近では電動式注射器の製品が多くなってきた．電動式の最も大きなメリットは術者が疲れず，確実に注入圧力を加えられることである．一般的に歯科の局所麻酔は圧力を掛けて注入することが多いので，注入時のストレスは術者も患者も多大となるが，電動式注射器を用いることで解消される．この種類には大きく分けると，モーター速度をスイッチの切り替えにて段階的に選択したり（図4a～c），ダイヤルの可変で注入速度を変化させる単純なタイプと（図4d, e），マイクロコンピュータを内蔵して，プログラム制御により速度をコントロールするタイプがある（図4f～i）．オーラスター®では持ち方が二種類ある（図4b, c）が，治療部位と慣れにより使い分ける．注入スピードは3段階となっており，注入速度が遅いほど注入時の痛みが少ないことより，一般的には最も遅い注入速度を選択する．麻酔の途中でスピードを速める場合や，処置を行ううえで麻酔効果が不十分だったり，同一範囲の麻酔薬追加投与が必要な場合には，より早い速度を選択する．

　同様にカートリーエースⅡ®はハンドル下方にあるダイヤル式コントローラにて速度を調節するが，これもゆっくりした速度にて注入することで無痛的に麻酔を得ることができる（図4e）．注入速度に関しては，いくつかの報告がなされているので参考にするとよい[7,8]．

　一方，コンピュータ制御による注射器には注入圧をコントロールすることで，より確実な無痛麻酔ができるように工夫されている．形状とプログラムにより大きく異なる．一つはアネジェクト®であり，ピストル一体型で注入速度では注入開始時がゆっくりで，途中から速くなる連続可変型のタイプである（図4f, g）．基本設定として注入パターンを前述のように固定するタイプか可変を選択して，さらに3段階の速度調整を選択しておく．また，注入時にメロディーが流れ患者の精神面の配慮がなされる一方，注入スピードの可変時にビープ音による合図が入り動的変化を感知でるように配慮されている．

　一方，ワンド®はこれまでの一体型注射器ではなく，駆動部，フットコントローラー，導管を介して注射針に接続するハンドピースから構成している局所麻酔注射システムである（図4h）[9]．ワンドは従来より行われてきた浸潤麻酔，伝達麻酔はもちろん，上顎神経の前上歯槽枝や中上歯槽枝などの区域麻酔を無痛で行えることが特徴である．ハンドピースはペンシルホールディングができるうえ，組織を押し進めるときにグリップ部を人差指と親指で交互に捻って左右に小さく針を回転させることで，目的部位に確実に針先を到達させることができる．また，組織に接した時点でフットコントローラーをゆっくり踏み，針先より薬液を少量ずつ出すことで無痛麻酔を向上させることができ，吸引モードも備わった特徴をもっている（図4i）．

4　局所麻酔用器具の紹介と使用法

4　麻酔用電動注射器

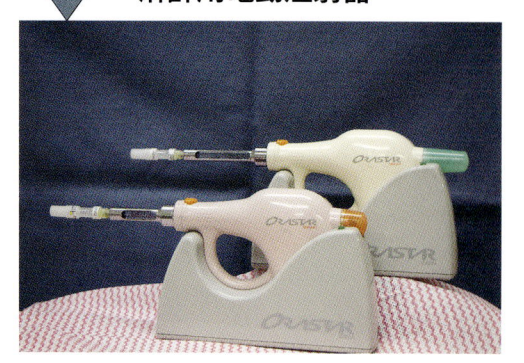

図4a　オーラスター1.0®(手前)と1.8®(奥). モーター速度をスイッチで選択するタイプ.

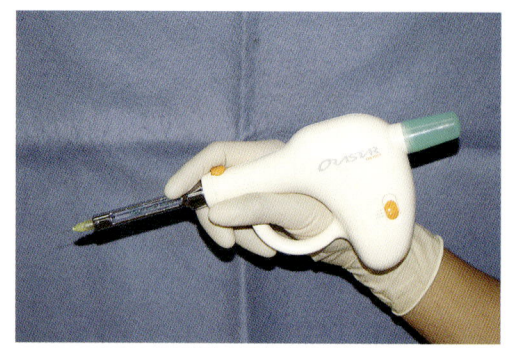

図4b　オーラスター®の持ち方. 二種類あり一般的にペングリップを用いる.

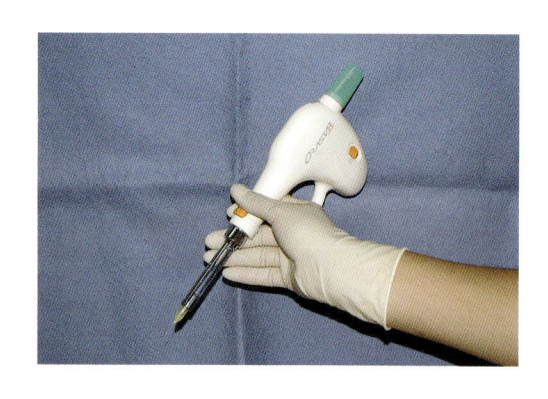

図4c　オーラスター®の持ち方. 親指でスイッチを押す方法. 手前に向かって注射するときに用いる.

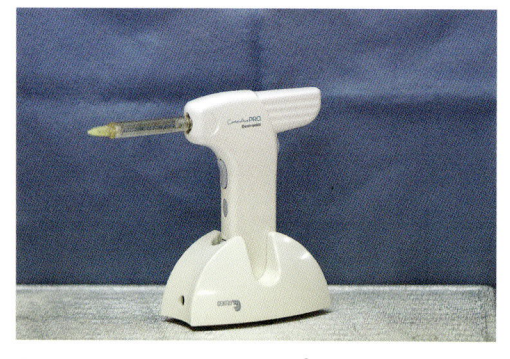

図4d　カートリーエースⅡ®. ダイヤルの可変で注入速度を変化させる.

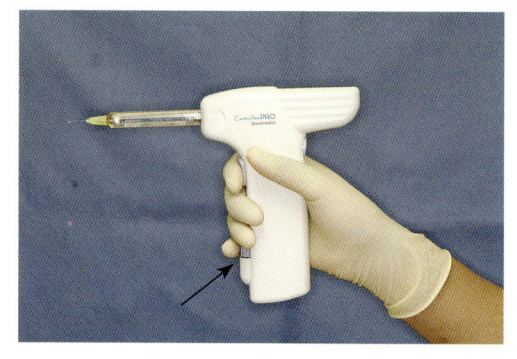

図4e　カートリーエースⅡ®の持ち方. ハンドル下方にあるダイヤル式コントローラにて速度を調節する(矢印).

D．麻酔用電動注射器

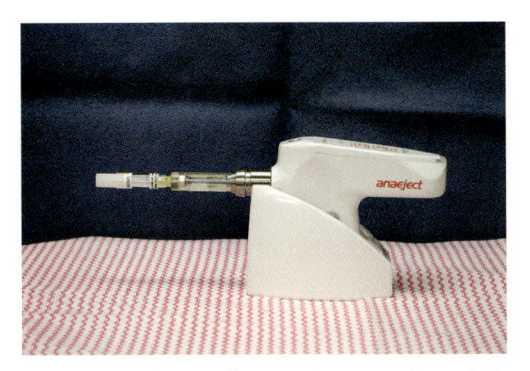

図4f　アネジェクト®．マイクロコンピュータが内蔵されたピストル一体型．注入速度では注入開始時がゆっくりで，途中から速くなる連続可変あるいは一定速度で固定，および3段階の速度調整を選択できる．また，注入時にメロディーを流すことができ患者の精神面の配慮がなされる．

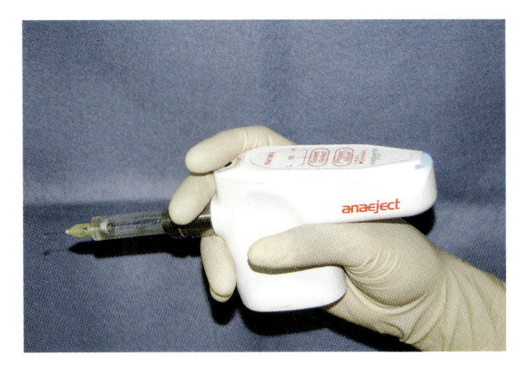

図4g　アネジェクト®の持ち方．

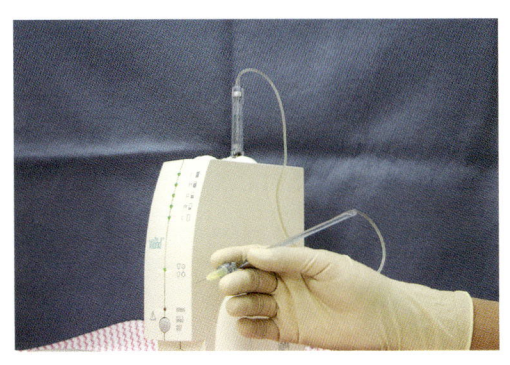

図4h　ワンド®電動無痛注射器．マイクロコンピュータを内蔵して，プログラム制御により速度をコントロールするタイプ．ワンド®はこれまでの一体型注射器ではなく，駆動部，フットコントローラー，導管を介して注射針に接続するハンドピースから構成している局所麻酔注射システムである．

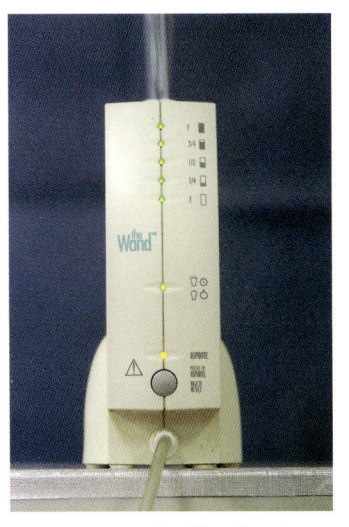

図4i　ワンド®は最下段にあるパイロットランプが点灯している場合には吸引モードとなり，使用時の吸引テストが可能となる．

4 局所麻酔用器具の紹介と使用法

〈中上歯槽枝麻酔〉[10]

　ここでは治療に有用な中上歯槽枝麻酔を紹介する．この麻酔法の特徴は一か所の少ない量の麻酔薬で複数歯の完全な麻酔を得ることができ，口蓋からの注射で顔面の痺れや不快感が少ないことである．上顎第一小臼歯と第二小臼歯の口蓋粘膜の接線上で，正中口蓋縫合線との交点と両歯の接点を両端とする線分の中点を刺入点とする（図5a）．注射針のベベルが粘膜面に向くように45度の角度を持って接する（図5b）．綿棒やロールドコットンを添えて針を軽く粘膜に押し当てるようにして2〜3秒低速で薬液を出すことで表面麻酔を行う．これをプリパンクチャー・テクニックという（図5c）．針先を回転させながら刺入し（図5d），骨に接したら低流量でカートリッジ3/4から1本分の麻酔薬を3〜4分かけて注入する．これで1時間〜1時間半の麻酔作用を得ることができる．

　このほかに無痛麻酔を確実にするためのいくつかの方法として麻酔カートリッジを体温程度に暖めることや，刺入・注入に際して，振動刺激を与えることでゲートコントロール[11]の賦活を促すバイブラジェクト®（図6）[12]，日本ではまだ許可が出ていないが骨内麻酔システムなどが挙げられる．

5　中上歯槽枝麻酔

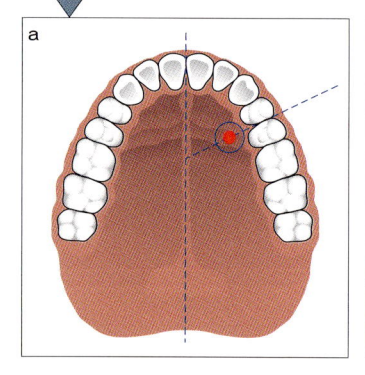

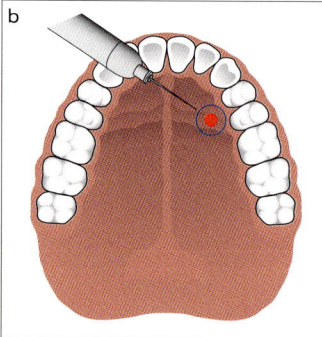

図5a　上顎第一小臼歯と第二小臼歯の口蓋粘膜の接線上で，正中口蓋縫合線との交点と両歯の接点を両端とする線分の中点を刺入点とする．
図5b　注射針のベベルが粘膜面に向くように45度の角度を持って接する．
図5c　プリパンクチャー・テクニック．針のベベルを組織に向けて，軽く粘膜に押し当てるようにして，低速で薬液を出して表面麻酔を行う． 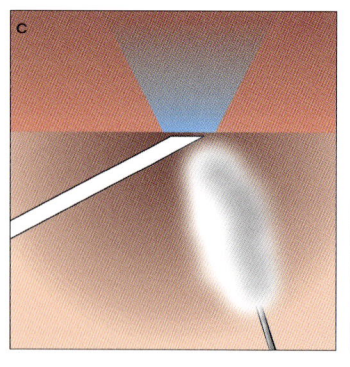 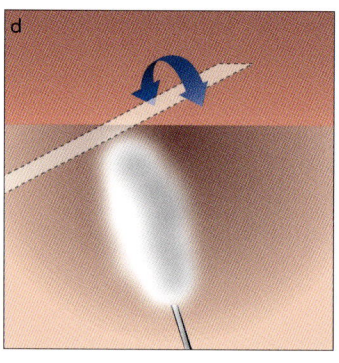
図5d　針先は左右に回転させながら，できるだけゆっくりと目標点まで達するまで針を進め，骨に接触させて麻酔薬注入中は常に骨に当てておく．

6 その他の方法

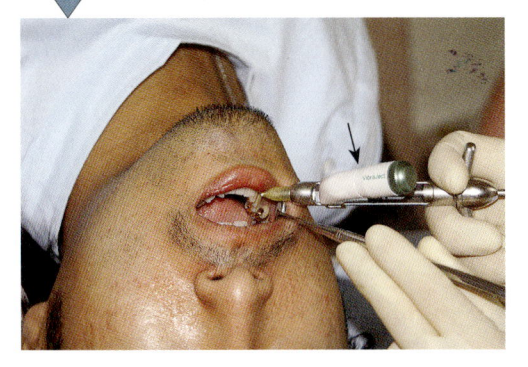

図6 バイブラジェクト®（矢印）．本製品はゲートコントロール説を元として考案された．同一皮膚分節内に痛みを与えない振動刺激を行うことで，痛み情報を中枢に伝えない神経生理学の応用である．

参考文献

1) 細矢哲康, 佐藤健太郎, 新井 高. 無針麻酔注射を使った「無痛治療」ニーズへの対応. 歯界展望 2006；107（2）：389-393.
2) Syrijet 取扱説明書.（株）茂久田商会.
3) 住友雅人. 局所麻酔手技のポイント. In：金子 譲, 大曽根洋（編著）. 最新・歯科局所麻酔ハンドブック. 日本歯科評論／増刊. 東京：ヒョーロン・パブリッシャーズ, 2001；114-123.
4) 別部智司. 抜髄時の麻酔. 日本歯科評論 2002；62（7）：73-74.
5) 伊東 哲. 歯根膜内麻酔法と骨内麻酔法. In：金子 譲, 大曽根洋（編著）. 最新・歯科局所麻酔ハンドブック. 日本歯科評論／増刊. 東京：ヒョーロン・パブリッシャーズ, 2001；226-236.
6) 縣 秀栄, 金子 譲. 歯根膜注射器の正しい扱い方—ヘンケ社製5種の製品を用いて. 日本歯科評論 2002；62（2）：103-106.
7) 別部智司. 無痛治療 適切な歯科麻酔を心掛ける. 2000；アポロニア21, 8, 24-31.
8) 藤井佳子, 下町香苗, 大野由夏, 高橋正人, 吉川文広, 深山治久, 海野雅浩. 電動注射器の最適な注入速度の検討. 日本歯科麻酔学会雑誌 2006；34（2）：173-176.
9) H. Fukayama, F. Yoshikawa, H. Kohase, M. Umino, N. Suzuki. The Effecacy of Anterior and Middle Superior Alveolar(AMSA)Anesthesia Using a New Injection System: The Wand , Quintessence International 2003；7：537-541.
10) 麻酔：上歯槽枝の麻酔（前上歯槽枝, 中上歯槽枝）. the Wand® 使用説明書.
11) 雨宮義弘, 別部智司, 見崎 徹編. 痛みの生理学 フローチャート式歯科医のための痛みの診断・治療マニュアル. 東京, 医歯薬出版, 101〜107, 2005.
12) 須賀康夫. 麻酔注射時の疼痛を軽減する可撤式電動振動装置（バイブラジェクト）とその効果について. Dental World 2004；vol.7, 3-4.

5 局所麻酔薬の管理ならびに器具の取り扱い

A．局所麻酔薬の管理

　日常臨床で，患者には無痛的に治療を行う必要がある．よって，歯科治療では局所麻酔は不可欠である．的確かつ確実な局所麻酔によって，治療が無痛的に施行されることが患者の不安や緊張が軽減し，安全そして快適な治療を提供できる．

　局所麻酔の効果が不十分だと治療中，痛みを惹起させ患者の不安感そして緊張感を増し，痛みを増幅させる．結果，全身的偶発症を起こす．このような全身的偶発症は歯科治療中で，局所麻酔時に最も多くみられる．局所麻酔を痛くなく，安全かつ確実に行うことが大切であろう．とくに局所麻酔を行う場合，歯肉および粘膜上の刺入部位の洗浄，消毒を十分行い術後の感染を招かないようにしなければならない．

　保存治療での局所麻酔は，浸潤麻酔がほとんどで表面麻酔との併用である．使用する局所麻酔薬は通常のリドカイン（キシロカイン®エピネフリン含有・キシレステシン®A）とプロピトカイン（シタネスト-オクタプレシン®）が主である（図1a，b）．

　表面麻酔薬は現在，ほとんどがアミノ安息香酸エチル製剤（ハリケイン® ゲル）を使用する．表面麻酔の応用で，浸潤麻酔時の針の刺入時の痛みを軽減する[1]（図2）．

　局所麻酔薬は冷蔵庫で管理し，使用直前に冷蔵庫から出した局所麻酔薬を室温で保管する．注意することは，エピネフリンは熱と紫外線に不安定なのでエピネフリン製剤の保存には，高温を避け遮光するように管理する．

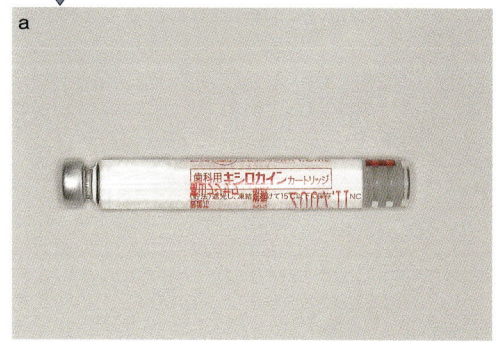

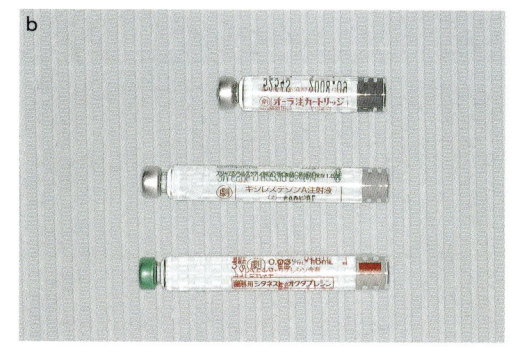

1　局所麻酔薬

図1a，b　a：2％塩酸リドカイン製剤（キシロカイン®エピネフリン含有カートリッジ1.8ml）．b：上からオーラ®エピネフリン含有カートリッジ1.0ml，キシレステシンA®エピネフリン含有カートリッジ1.8ml，3％塩酸プロピトカイン製剤（シタネスト-オクタプレシン®カートリッジ1.8 ml）．
＊通常は冷蔵庫にて保存し，使用1時間ぐらい前で常温にて使用する．
＊オーラ®カートリッジ1.0mlは，処置および処置時間をあまり要さない治療内容（浅在う蝕の窩洞形成，または1歯あるいは少数歯のSRP等）の際に用いられる．

2 表面麻酔薬

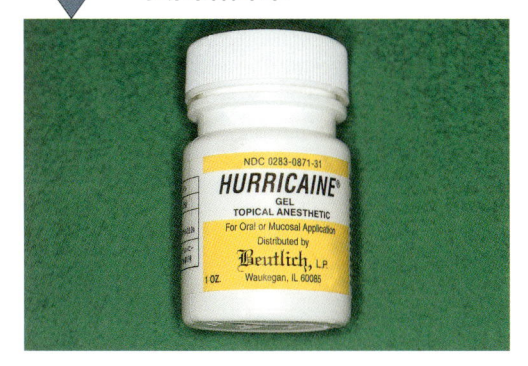

図2　表面麻酔薬．ハリケイン®ゲル．
＊針の刺入時の痛みを軽減する．使用時は刺入部位をよく乾燥させ薬剤を停滞させる．薬剤の停滞性および操作性を考えると，軟膏タイプがより良い麻酔効果が得られる．

B．器具の取り扱い

　注射針は通常，浸潤麻酔で30ゲージの針を使用する（図3 a，b）．浸潤麻酔用針は滅菌済みなので使用時は他に触れないよう，また手指等を刺さないように注意が必要である．

　注射器は麻酔法によって注射器を使い分けることもあるが，ほとんどが従来タイプである（図4 a，b）．

　注射器は注射針とともに，患者に恐怖感をあたえるのでアシストからの手渡し時，なるべく患者の顔の上を通らないように心がけ，より患者の注射に対する恐怖を軽減する．麻酔直前まで滅菌パックを開封せず，患者になるべく見せないようにする（図4 c, d, 図5 a～g）．

3 浸潤麻酔用針

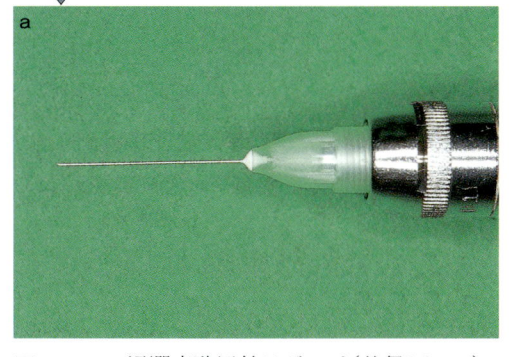

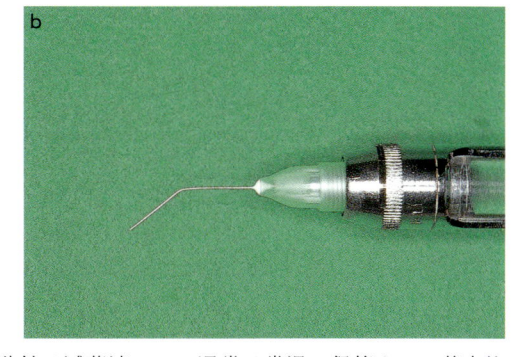

図3 a，b　浸潤麻酔用針30ゲージ（外径0.3mm）．麻酔針は滅菌済みで，通常は常温で保管する．基本的に針は曲げないが，針入部位によって曲げるときがある．その際は，針の根元からは曲げないように注意する．根元で何回か曲げると，針が折れてしまうことがある．

5　局所麻酔薬の管理ならびに器具の取り扱い

4　注射器および滅菌済パック

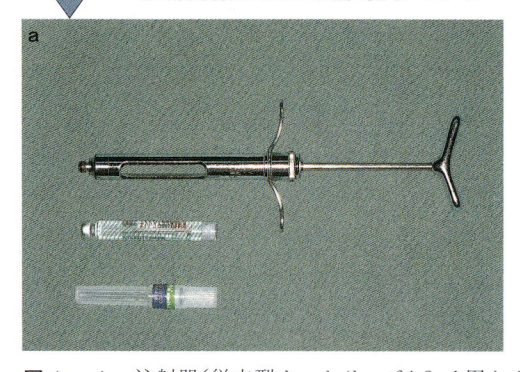

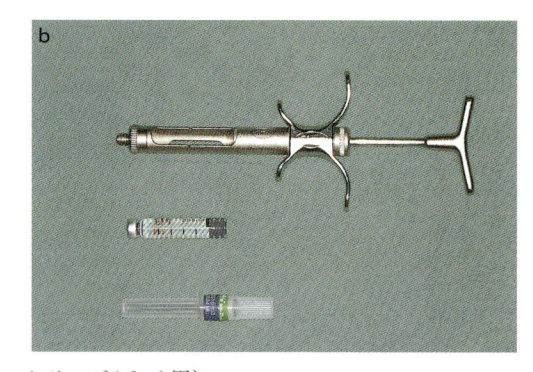

図4 a, b　注射器（従来型カートリッジ1.8ml用とカートリッジ1.0ml用）.
＊通常の浸潤麻酔で使用.

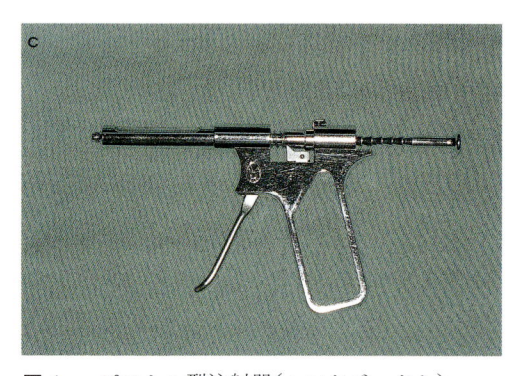

図4 c　ピストル型注射器（ヘンケジェクト）.
＊歯根膜内注射にて使用. 注射時に圧が加わりやすいので注意する.

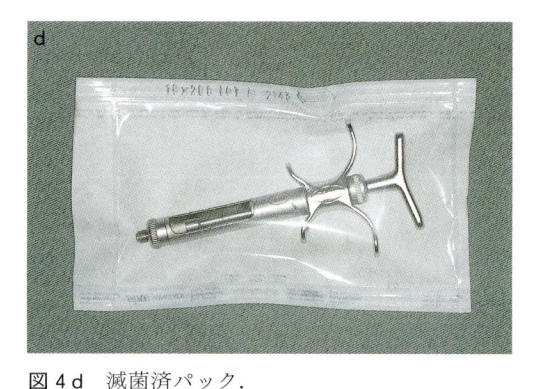

図4 d　滅菌済パック.
＊アシストから注射器を受け取る際は, 注射器の柄から受け取るようにする.

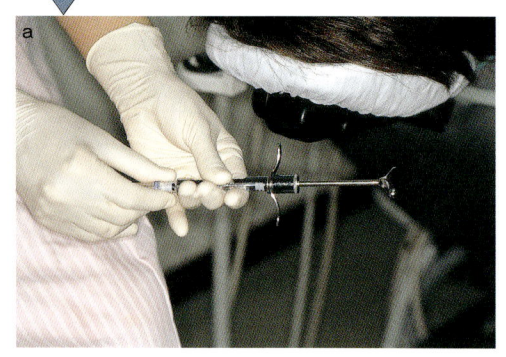

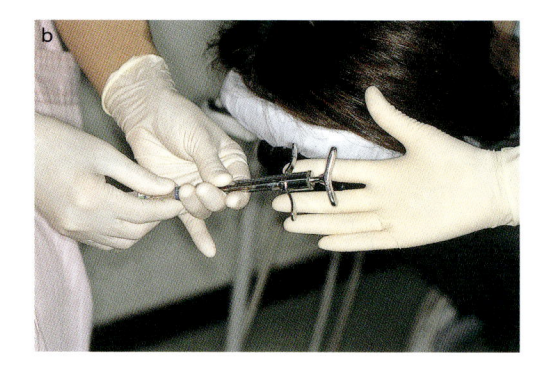

5　注射器の受け渡し

B．器具の取り扱い

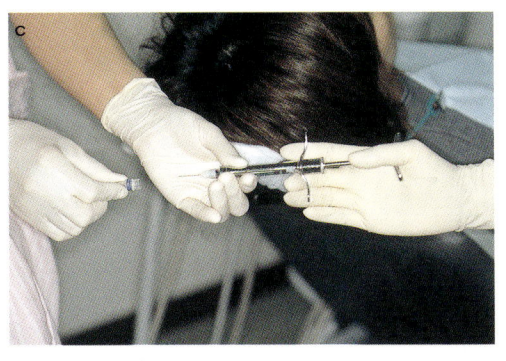

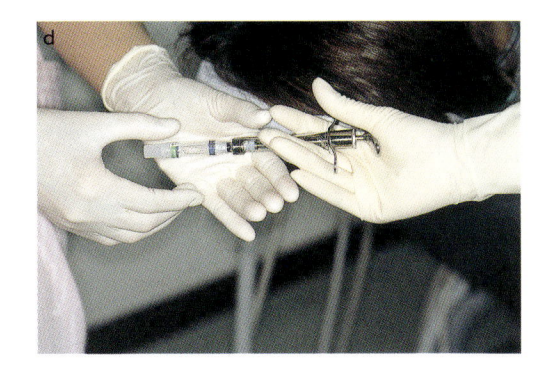

図5 a〜d　注射器の受け渡し．
* アシストから注射器を受け取るときは，なるべく患者の目の前そして顔の上を避けて，患者の背後から注射器を受け取るようにする(Hand to Hand)．また，針のキャップをはずす際に手指等を刺さないように注意する．
* 麻酔後もキャップをもどし，患者に見えないように患者の背後からアシストに手渡すようにする．

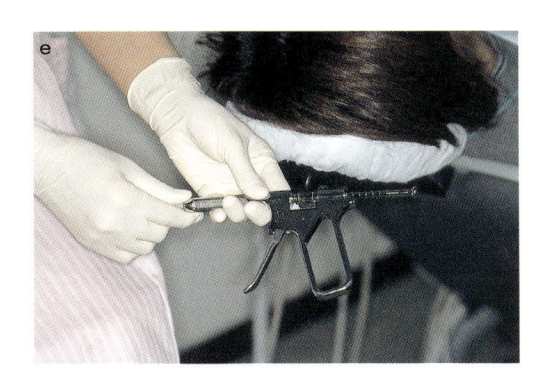

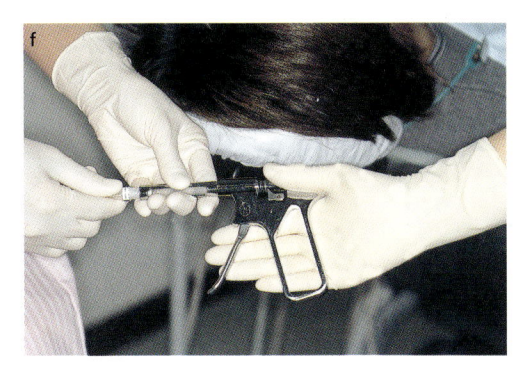

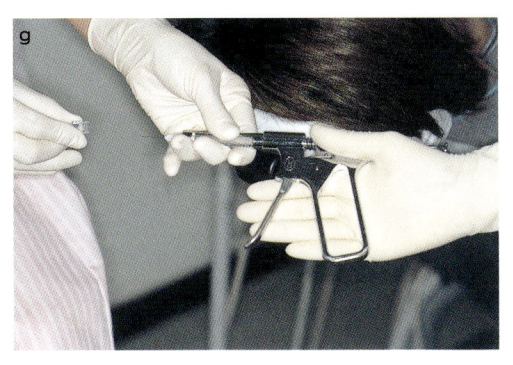

図5 e〜g　ピストル型注射器(ヘンケジェクト)も同様に取り扱う．

参考文献
1) 深山治久．歯科治療のための局所麻酔法．LiSA 2000；7(7)：652-657．

6

局所麻酔の無痛対策

　歯科外来で普通にできる患者では，口腔内処置のみで無痛治療ができることが望ましい（表1）．あえて全身管理をする必要な場合を除き，全身的に作用させる方法を用いることは人員の面でも経済的にも，好ましいことではない．すなわち麻酔学的な特別な知識や機材の使用，麻酔専従者の配置や慎重な安全の確保，歯科治療以外に時間を多く費やさなくてはならないなど，経費や医療者，患者に対する負担をかけることになる．この稿では局所のみに適応する麻酔法を用いて行うことで，無痛麻酔を行う浸潤方法についてEBMに基づき述べる．

A．解剖学的理解

　麻酔の作用部位は神経である．したがって神経の走行，組織構造を知ることはかかせない．しばしば，作用させたい部位の付近に浸潤麻酔を行うことで，麻酔作用を期待するが，解剖学や組織学なくして確実な麻酔を達成することはできない．口腔領域の末梢神経の走行は，ほぼ三叉神経支配と考えるが，一部は舌咽神経，迷走神経，交感神経なども含まれる．口腔内では上顎神経の枝と下顎神経の枝がほとんどである（以下，「3　局所麻酔に必要な解剖学的知識」参照）[1]．

〈上下顎の骨質の相違〉

　上下顎の骨構造はまったく異なると考えてよい．すなわち，上顎の歯は歯槽突起に植立しており，皮質骨は薄く，多孔質である（P.59の図1a，b参照）[2]．したがって，上顎頬側の浸潤麻酔は比較的容易に期待できる．実際に浸潤麻酔を行う場合の刺入部位は，頬側根尖相当部で差し支えない．とくに前歯部では容易に麻酔薬が浸潤するため，根尖部に到達して，歯髄麻痺が得られる．また小臼歯部や大臼歯部でも骨小孔を伝わって口蓋根まで到達する．しかし，麻痺が不完全だったり，症例によっては時間がかかる場合には口蓋側の麻酔も必要とされる．この場合には口蓋の形態により根尖部に浸潤麻酔を行うよりも，歯間乳頭部の骨小孔から浸潤させたほうが有利である（図1）[3]．

　一方，下顎骨は歯槽部と体部の境界が不明瞭で，歯は下顎体部に植立しているうえ，皮質骨が厚く骨小孔に乏しい．前歯部以外は2mm以上を有するうえ，臼歯に向かうにつれ根尖部が表層から離れてしまう[2]．したがって，下顎では頬側からの浸潤麻酔は前歯部以外，期待してはいけない．しかし，歯間乳頭部には骨小孔が比較的多く，ここに浸潤麻酔を行うことで臼歯部の根尖までの距離は若干離れるが，高率で歯髄の麻痺を期待できる（図2）[3]．また，下顎の麻酔効果が不十分だったり，広範囲の麻酔が必要な場合には，下顎孔の伝達麻酔法を応用することがあるが，下顎孔開口部の組織は翼突下顎隙内にある（図3）[4]．したがって，針先が下顎孔より離れていたり，隙中に位置しなかったりすると，麻酔効果は不十分であったり，効果を得ることができない．

B．神経周囲の組織学的理解

表1　無痛治療法の種類

＜局所に限定する方法＞	＜全身的方法を用いる応用＞	
①無痛局所麻酔法	①精神鎮静法	笑気吸入鎮静法，静脈内鎮静法
②神経生理学的手法	②全身麻酔法	吸入麻酔法，静脈麻酔法
（例：ゲートコントロールの応用など）	③その他	気功法，催眠療法，鍼治療

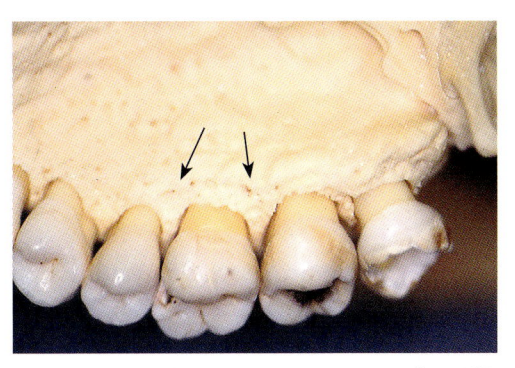

図1　口蓋側の歯間乳頭部の骨小孔．口蓋の形態により根尖部に浸潤麻酔を行うよりも，歯間乳頭部の骨小孔から浸潤させたほうが有利である（矢印）（別部智司，2001より引用）[3]．

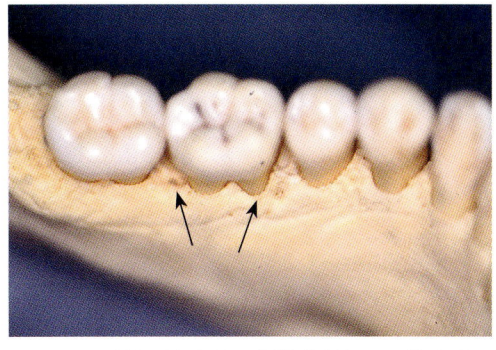

図2　下顎骨の骨小孔．歯間乳頭部には骨小孔が比較的多く，ここに浸潤麻酔を行うことで臼歯部の歯髄の麻痺を高率で期待できる（矢印）（別部智司，2001より引用）[3]．

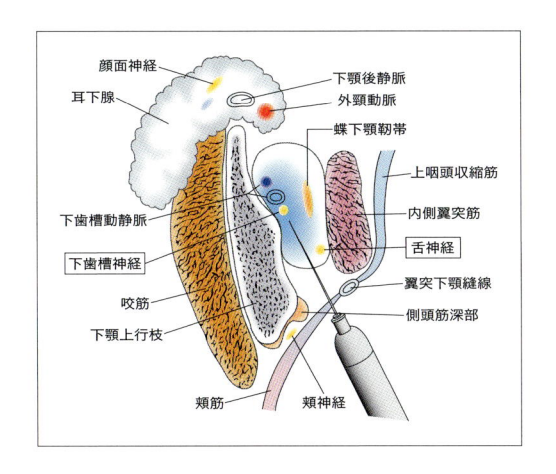

図3　翼突下顎隙と下顎神経の関係．下顎神経は翼突下顎隙内にあるので針先が下顎孔より離れていたり，隙中に位置しないと，麻酔効果が不十分であったり，効果を得ることができない（Jastak, J. T. and Yagiela, J. A.：Regional anesthesia of the oral cavity, The C. V. Mosby Co., St. Louis, 1981より引用改変）[4]．

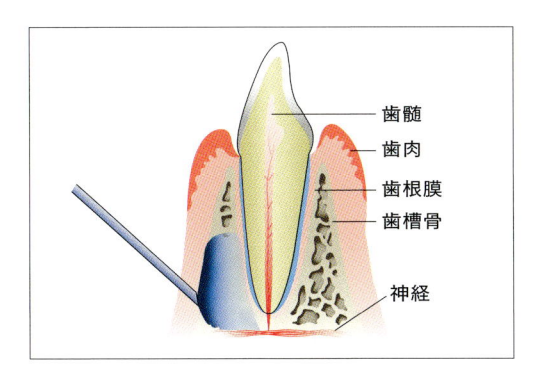

図4　根尖浸潤麻酔法．麻酔薬は軟組織，骨膜，骨組織を経て根尖部に到達して歯髄に分布する神経に到達して麻酔作用を発揮する．しかし，そこへ到達するまでは組織に拡散，希釈，pHなどの影響を受けて利き目は大分減弱されている．ここから，さらに神経への到達するまでに多くの障害が待ち受けている（國分正廣：局所麻酔はどのようにして効くのか—なぜ効かないことがあるのか；日本歯科評論／増刊，2001より引用改変）[5]．

B. 神経周囲の組織学的理解

　麻酔効果を期待する部位に麻酔薬を注射したことを想定すると，まず麻酔薬はその部位の軟組織，骨膜，骨組織を経て根尖部に到達し，歯髄に分布する神経に到達して麻酔作用を発揮することとなる（図4）[5]．しかし，そこへ到達するまでは組織に拡散，希釈，pHなどの影響を受けて利き目は大分減弱されている．ここから，さらに神経へ到達するまでに多くの障害が待ち受けている．

　神経は1本の導線ではなく，臨床的には軸索が集まったたくさんの束で構成されており，この束はいくつかに寄り集まった小さい束がさらにいくつか寄り集まっているものである（図5）[6]．この束と束の間には，脂肪膜を有する絶縁性の高い膜組織や結合組織により分離されており，麻酔薬が浸潤，通過しにくい構造となっている．この間を通過した麻酔薬のみが神経に作用できることとなる．これを薬理学的に考えると，多くの局所麻酔薬は水溶性薬剤とするために塩酸塩として3級アミンとなっている（P.10の図1a, b参照）[5]．これが水に溶けると4級アミンの陽イオン化してcationとなる[5]．細胞外液は重炭酸ナトリウムを有するアルカリ性であるために結合してイオン化を失い遊離型（ベース化）となる．さらに脂溶性が高くなり神経周膜やミエリン膜を通過しやすくなる．通過した遊離型局所麻酔薬は神経細胞膜との組織間隙でふたたびイオン化してNaチャンネルに結合し，脱分極を阻害することで麻酔作用を発揮すると考えられている（図6）[5]．

　このような悪条件下で局所麻酔薬は奏功を余儀なくされるので，歯科用局所麻酔薬は一般医科用に比べると高濃度で，血管への移行を遅らせることや手術野の出血を減少，さらには効果時間を延長させるために血管収縮剤が添加されている．

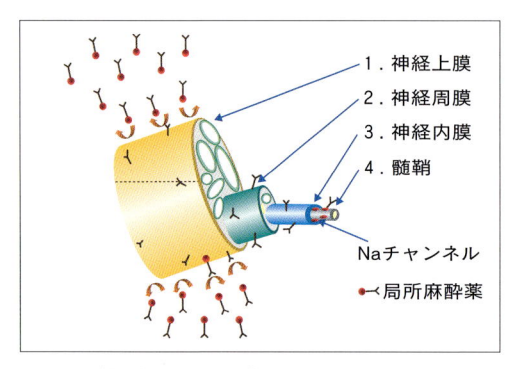

図5　神経束は神経上膜，神経周膜，神経内膜に束ねられている．これらの膜が強靱であると，局所麻酔薬の浸潤は悪くなるうえ，希釈されているとさらに効果が薄れることが考えられる（別部智司，2002より引用改変）[6]．

1. 神経上膜
2. 神経周膜
3. 神経内膜
4. 髄鞘

Naチャンネル
・局所麻酔薬

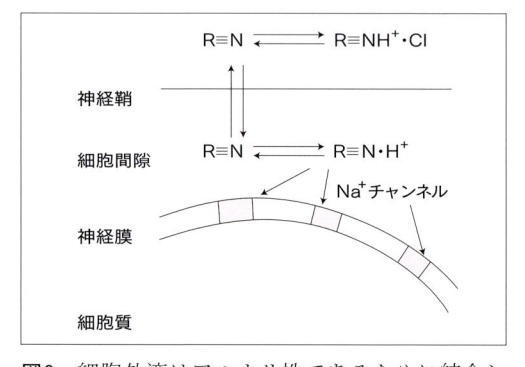

図6　細胞外液はアルカリ性であるために結合してイオン化を失い遊離型（ベース化）となり脂溶性が高くなり，神経周膜やミエリン膜を通過し易くなる．通過した遊離型局所麻酔薬は神経細胞膜との組織間隙で，ふたたびイオン化してNaチャンネルに結合して脱分極を阻害し，麻酔効果がでるとされる（國分正廣：局所麻酔はどのようにして効くのか—なぜ効かないことがあるのか；日本歯科評論／増刊，2001より引用改変）[5]．

$R \equiv N \rightleftarrows R \equiv NH^+ \cdot Cl$

神経鞘

$R \equiv N \rightleftarrows R \equiv N \cdot H^+$

細胞間隙

Na$^+$チャンネル

神経膜

細胞質

C. 無痛麻酔法の実際[7]

無痛下で局所麻酔を施行することが究極の目的である．しかし，これは一つひとつのステップを確実に理解，把握して行うことであり，安易に行うと痛みを与えるので，細心の注意が必要となる．この注意点については表2に示す．

表2　無痛浸潤麻酔の達成条件

①麻酔部位の選択
②表面麻酔の正しい使用
③的確な注入速度
④必要十分な麻酔量
⑤麻酔効果発現までの待機
⑥効果時間内の治療

①確実な表面麻酔

表面麻酔を上手に用いることが，無痛麻酔を達成するといっても過言ではない．表面麻酔は必ず行う．

表面麻酔の種類(P.122参照)：ゾル・ゲル状，ポンプ式噴射型，貼付型，表面麻酔用注射器(シリジェット®，Keystone社製；P.20参照)などが挙げられる．

ゾル・ゲル状製剤：ビーゾカイン®・ゼリー(図7a)，ハリケイン®リキッド，ハリケイン®ゲル(P.113の図7b参照)，コーパロン®(図7b, c)，ジンジカインゲル20%®(図7d)，プロネスパスタアロマ®(図7e)，ネオザロカイン®パスタ(図7f)などがある．

ポンプ式噴射型：キシロカイン®ポンプスプレー(P.113の図7a参照)．

貼付型：ペンレス®(P.113の図7c参照)．この製剤は本来医科領域の静脈留置針刺入時の疼痛緩和に用いられる．

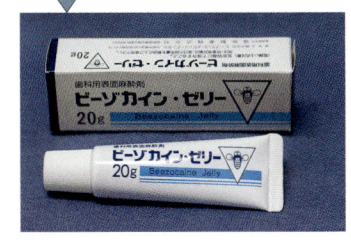

1　表面麻酔の種類

図7a　ビーゾカイン・ゼリー®．

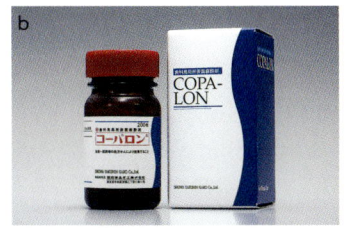

図7b, c　コーパロン®．スポンジペレットに麻酔薬がしみ込ませてあり，それを貼布する(c)．

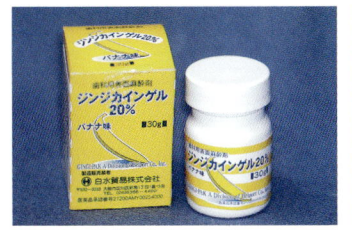

図7d　ジンジカインゲル20%．

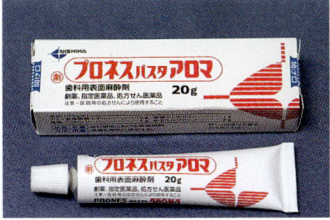

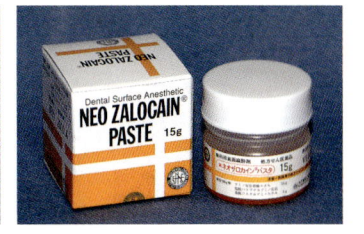

図7e　プロネスパスタアロマ®．

図7f　ネオザロカイン®パスタ．

〈表面麻酔法〉

表面麻酔法は簡単なようで，きちっと行うことは難しい．なぜならば多くの術者はその効果を軽視しており，おまじない程度にしか考えていないからである．使用する方法を確実に習得することで，刺入時の痛みはなくすことができる．

麻酔目的部位に適した刺入部位の選定をして，同部位の消毒後，乾燥を十分に行った後に表面麻酔薬を塗布あるいは貼付する．口腔の簡易防湿を保つように工夫して各表面麻酔薬の指示に従いタイマーを用いて確実に待機する．筆者の研究では3分から5分間の待機時間が確実に必要であることが分かっている[8]．また，防湿が上手に行えないと口腔内全体が苦く表面麻酔が起こってしまい不快感となるので気を付ける．

②麻酔剤の選択

歯科用局所麻酔薬はほぼカートリッジ製剤と考えられるので，国内で入手できる製剤はリドカイン製剤，プロピトカイン製剤およびメピバカイン製剤となる(P.112の図4参照)．このほかにはブビパカインやテトラカインなども挙げられるが，表面麻酔剤として入っているもの意外は毒性も強く，一般歯科での使用は避ける．これらのカートリッジ製剤は，患者の全身疾患，状態によりそれぞれの特徴を考えて，選択，使用を行う(P.121参照)[7]．しかし，最も効果を示すものはリドカイン製剤であるので，血管収縮剤との相性で体調に影響を与えないのであれば，これを選択するほうが有利である．

③注射針の選択

たとえ表面麻酔が十分に効いているとしても，刺入する針は細いほうが組織損傷も少なく有利である．最近では，ディスポーザブル針で33G針が製造され，針自体の弾性，強度でも臨床に耐えられる製品が普及してきている(図8)．さらに極細針や無痛性を追求した注射針の開発も進んでいる．

④注射時の留意点

注入速度は緩徐であるに越したことはないが，定量的には0.9ml/1分以下の速度が推奨される[7,8]．これは別の稿で述べたように，最近では電動式の注射器が普及していて，麻酔薬の注入圧，注入速度を定量的に行えるうえ，患者の精神面への影響や術者の精神的，体力的苦痛の解消面においても，これをもちることが薦められる(P.25～参照)．これらの器具がなければ，細心の注意を払いながら注入を行うべきである．また，加圧時は強圧を加えないような配慮が必要である．とくに下顎臼歯部の麻酔に際しては，歯間乳頭部の麻酔が必要となるが，筆者は歯の麻酔に先駆けて注入時の痛みをなくすために刺入部位周辺の浸潤麻酔を施す(図9a)，その後に歯の麻酔の目的で，本麻酔を行う二段構えの方法を行っている(図9b，c)．また，体格がっしりしていて，骨が緻密で歯根が長いなど麻酔薬の浸潤が妨害される様相を呈している場合には，頬側歯肉のみの浸潤ではなく，頬舌側や歯根膜腔麻酔に準じて行うほうが確実な無痛を得ることができる．

⑤十分な局所麻酔量

1か所に行う麻酔量は必要，十分でなければならない．全身疾患による投与量制限がな

C．無痛麻酔法の実際

2 注射針の選択

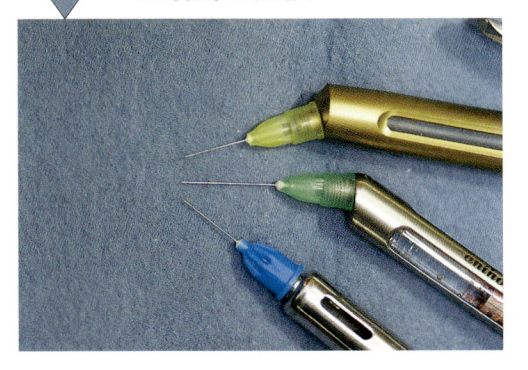

図8 浸潤麻酔用注射針．30Gより細いものを使用する．現在は33Gが普及している．上：33G，中：31G，下：30G．

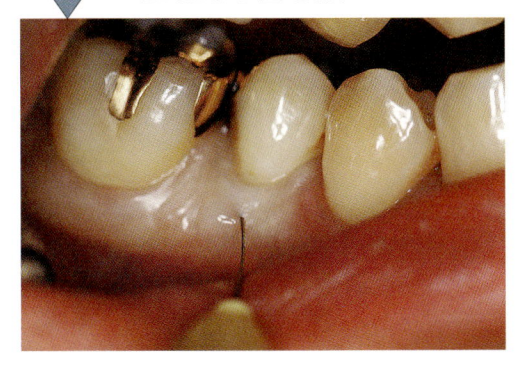

3 注射時の留意点

図9a 歯の麻酔に先駆けて注入圧の痛みをなくすために刺入部位周辺の浸潤麻酔を施す．

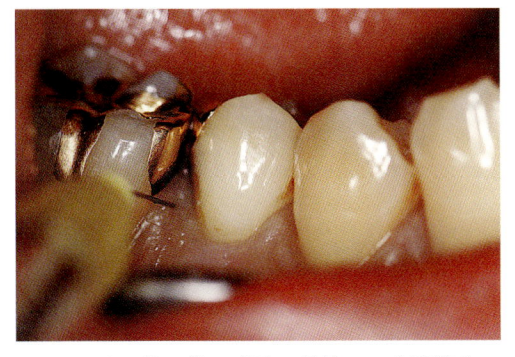

図9b その後に歯の麻酔の目的で，本麻酔を二段構えの方法で行う．

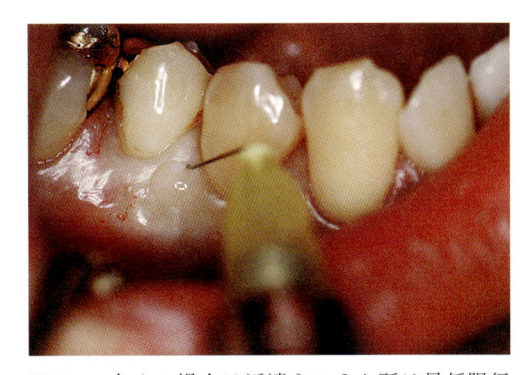

図9c 多くの場合は近遠心の2か所は最低限行う．また，骨が緻密で歯根が長いなど麻酔薬の浸潤が妨害される場合には，頰側歯肉のみでなく舌側や歯根膜腔内麻酔に準じて行うほうが確実な無痛を得られる．

い限り，歯科で用いられる麻酔量は最大投与量よりはるかに少ないはずである[5]．健康成人の浸潤麻酔量は1部位あたり0.25〜0.5mlが目安と考える[7]．

⑥効果発現まで待つ

忙しい歯科臨床であっても，麻酔注射後は3〜5分待ってから，処置に移るべきである．少しでも疼痛があったら，我慢させないで早期のうちに麻酔薬の追加投与を行うべきである．ある程度疼痛を伴う治療を行ってから，再度の麻酔薬追加を行っても，疼痛閾値の低下や術野からの麻酔薬の漏出により効果が減弱してあまり改善がみられなくなる．さらに緊張と不安が大きくなり脳貧血（疼痛性ショック）や，異常高血圧，過換気症候群など不都合なことを合併することがある．したがって，処置開始時には患者に疼痛の有無を伺い，無痛であることを確かめてから続行する配慮が必要となる．

⑦処置は効率よく手早く行う

歯科治療では時間との戦いがキーポイントとなる．歯科治療に対する患者の不満の中には，予約制であっても時間が守られず，1回の治療時間が長すぎることが指摘される．と同時に，麻酔効果時間内の処置ができないと，麻酔が切れはじめて治療時の痛みが戻ってくることとなり，最後で痛みを与えてしまうことになる．麻酔効果時間は普通の場合にはおおむね1時間以内と考えて，炎症があったり，血管に富んだ組織の場合や，麻酔薬の種類によっては，もっと時間は短縮されることを念頭に処置を行うべきである．

D. 無痛麻酔の補助手段としての精神鎮静法

歯科領域の精神鎮静法は有意識で行う歯科特有の概念で，有意識下精神鎮静法ともいう．主に協力の得られる歯科治療恐怖症，過去の歯科治療で脳貧血や気分不良となった神経質な患者，嘔吐反射の強すぎる患者，口腔外科処置のストレス軽減，有病者，高齢者で循環動態の安定化を図るとき，また，脳性麻痺や軽度の精神発達遅滞患者などのために用いられる．多くは外来患者が対象となるために，意識レベルを低下させすぎずに保ち，一定時間以内に行う処置に限定することで完全な回復を図り，安全に帰宅させることを目的として研究されてきた．この方法には笑気と酸素を混合させたガスを用いる笑気吸入鎮静法と，静脈内に鎮静薬や麻酔薬を投与する静脈内鎮静法がある．しかし，妊娠初期の患者，慢性閉塞性肺疾患，精神神経科での治療中の患者，協力の得られない患者などでは適応とならない．

〈笑気吸入鎮静法〉

一般歯科診療では安全に行える方法である．ただし，鼻呼吸が行えない場合，不安定な喘息，過換気症候群，中耳炎など内圧を上昇させる疾患などでは行わない．また，二日酔いや，食後，極度に緊張していたり，術者が不適当と思われる患者も避ける．

笑気吸入鎮静器には大きく分けて持続流出型と間欠流出型と笑気と酸素ガスの混合ガスの流量を設定するもの（アネソキシン®30）などがある．間欠流出型の鎮静器は持続流出型に比べると機械的に複雑なうえ，高価なので普及せずに実質上製造されていない．一方，

D．無痛麻酔の補助手段としての精神鎮静法

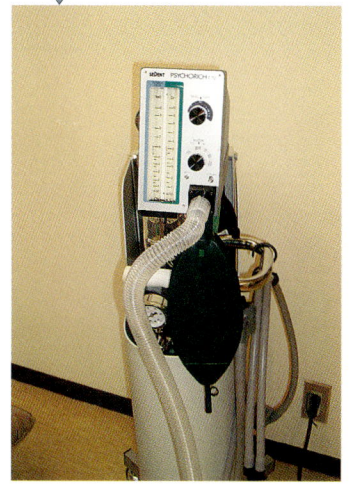

4 笑気吸入鎮静器

図10a　笑気吸入鎮静器．セデント　サイコリッチ T-70®（セキムラ社製）．現時点ではこのメーカーの新製品．

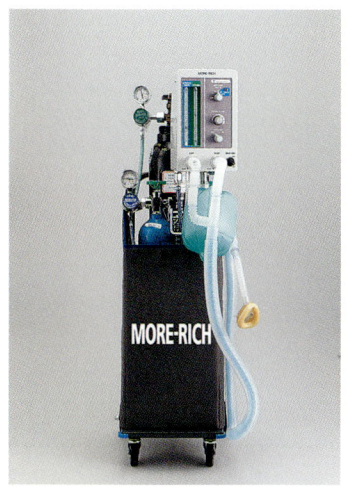

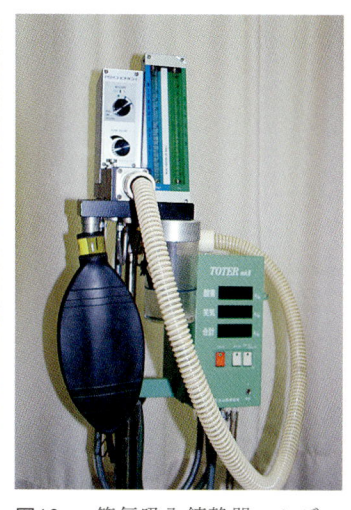

図10b　笑気吸入鎮静器．モアリッチ®（丸山医療社製）．この会社の最新製品．

図10c　笑気吸入鎮静器．セデント　サイコリッチ®，ガス流量計トーターマークⅡ®Mとの組み合わせ．

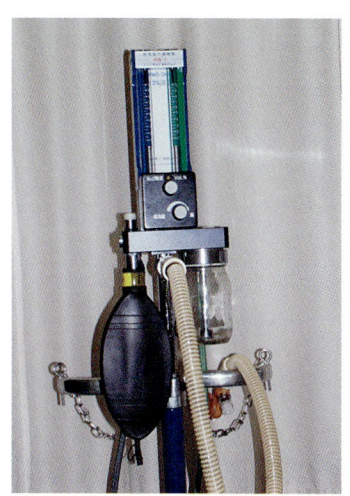

図10d　笑気吸入鎮静器．HW-1®（アコマ医科工業社製）．

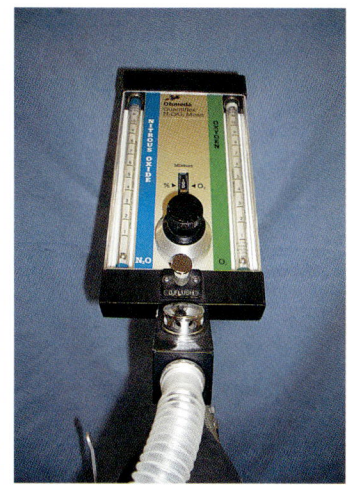

図10e　笑気吸入鎮静器．クオンティフレックス®（オメダ社製，U.S.A.）．

笑気，酸素混合ガスの吸入法は，流量設定法が分かれば鼻マスクの吸気取り入れ孔の調整のみなので簡便である．現在ではこのタイプの製品のみとなり，改良が重ねられ性能も向上している（図10a～e）．ここでは持続流出型の使用法について述べる．

① 鎮静器の組み立ては，呼吸嚢（リザーバーバッグ），鼻マスク，呼吸弁（鼻マスクに付いていない場合），マスク固定用ベルト，蛇管（あるいは専用管），加湿用水（加湿装置が付いている場合），その他メーカーの指示するものを用意する．この中でしばしば忘れるのが呼吸嚢であり，これがないとまったく効果がない．

② ガス流量設定法は，正確には10ml/kgに呼吸数を乗じた流量以上が必要であり，患者の体重と呼吸数を知る必要がある．しかし，臨床的には成人であれば10ℓ/分の流量を設定しておき，鎮静器の呼吸嚢が呼吸に合わせて萎むようであれば流量を増やし，膨らみっぱなしであれば減らして適性な流量を決定するとよい．

③ 鎮静法に際し，患者には鎮静法について，あらかじめ説明，同意を得ておく．診療ユニットで治療するポジションを設定しておき，100％酸素として流量を10ℓ/分で設定して，患者がリラックスするようにコ・デンタルスタッフや術者が優しく話しかけながら鼻マスクを合わせる．鼻マスクのサイズは鼻に適度にゆとりを持って覆うくらいのものを選ぶ．鼻マスクは適度な力をもってベルトで固定する（図11a）．

④ 笑気は15～25％程度に設定するが，初期にはおおむね20％に設定しておく．笑気吸入鎮静法は暗示効果が強いので，導入に際しては患者に「これから甘い香りがして，段々落ち着いてきますよ」「なるべく肩の力を抜いて，リラックスして下さい」などと優しく呼びかけてから，3～5分そっとしておく．笑気は聴覚に変化があるので，その間はなるべく大きな音を立てないようにして，治療の準備をする（図11b）．

⑤ 患者の表情が落ち着き，瞼が下垂して目が虚ろに見えたり（ベリルの兆候），話しかけに緩慢になってきたら，至適鎮静が得られたと考えるが，浅い場合には笑気濃度を上げる．何となく多言になったり，不快感を訴えれば，濃度を下げるなどして調節する．なお，笑気濃度はおおむね30％までである．

⑥ この状態まで待ってから，治療を開始するが，鎮静法はあくまで，鎮痛法ではないことを念頭に，有痛性処置では必ず確実な局所麻酔を併用することが絶対条件となる．

⑦ 治療終了時には100％酸素として「すぐにもどりますよ」などの言葉をかけて，3～5分間呼吸をさせ，意識が正常に戻ってから体位変換をして治療を終了する．しかし，少しでもふらつきがあれば，安全のために正常状態に戻るまで観察が必要となる．

〈静脈内鎮静法〉

　静脈内鎮静法は鎮静深度が深くなると，全身麻酔に移行する場合があり思わぬ事故になりかねない．これを行うためには全身麻酔の心得があることが原則となるので，詳細は他書にゆずり，本稿では割愛する．

　現在行われている方法には大きく分けるとミダゾラム（ドルミカム®）の単独投与法，プロポフォール（ディプリバン®）の持続投与法と複数の薬剤の組み合わせで行う方法がある．

D. 無痛麻酔の補助手段としての精神鎮静法

5 患者への応用

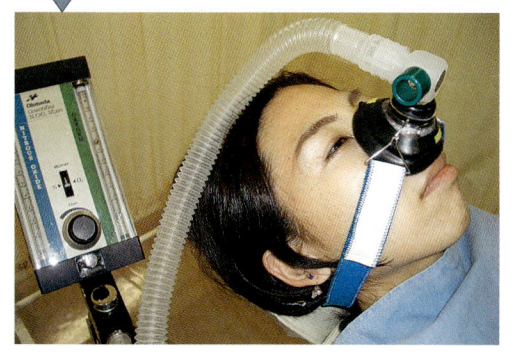

図11a 患者にはリラックスするようにコ・デンタルスタッフや術者が優しく話しかけながら鼻マスクを合わせる．鼻マスクのサイズは鼻に適度にゆとりを持って覆うくらいのものを選ぶ．鼻マスクは適度にベルトで固定する．

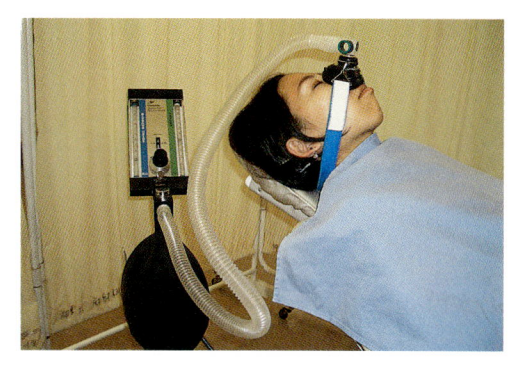

図11b 笑気は15〜25％程度に設定するが，初期にはおおむね20％に設定しておく．本方法は暗示効果が強く，リラックスさせる優しい呼びかけをして3〜5分そっとしておく．笑気濃度は30％までで，至適鎮静が得られる．

参考文献

1) 上條雍彦．図説口腔解剖学 4神経学，6三叉神経．東京：アナトーム社，1970；851-914．
2) 中島功，井出吉信．局所麻酔のための解剖．In：金子譲，大曽根洋（編著）．最新・歯科局所麻酔ハンドブック．日本歯科評論／増刊，東京：ヒョーロン・パブリッシャーズ，2001；99-106．
3) 別部智司．抜髄と歯冠形成の局所麻酔．In：金子譲，大曽根洋（編著）．最新・歯科局所麻酔ハンドブック．日本歯科評論／増刊．東京：ヒョーロン・パブリッシャーズ，2001；124-130．
4) 住友雅人．局所麻酔手技のポイント．In：金子譲，大曽根洋（編著）．最新・歯科局所麻酔ハンドブック．日本歯科評論／増刊，東京：ヒョーロン・パブリッシャーズ，2001；114-123．
5) 國分正廣．局所麻酔薬はどのようにして効くのか―なぜ効かないことがあるのか．In：金子譲，大曽根洋（編著）．最新・歯科局所麻酔ハンドブック．日本歯科評論／増刊，東京：ヒョーロン・パブリッシャーズ，2001；53-59．
6) 別部智司．伝達麻酔でも歯髄に不奏功．特集臨床の疑問 歯科局所麻酔に関するQ＆A．日本歯科評論 2002；62（7），82-83．
7) 別部智司．無痛治療，適切な歯科麻酔を心掛ける．アポロニア 2000；21（8），24-31．
8) Beppu, S., Miura,K., Amemiya, Y.. Effect on the oral mucosa of locally applied 60% lidocaine tape (Penles™) for painless anesthesia application, 8th International Dental Congress on Modern Pain Control abstracts, New Zealand, 1997.

7 抜歯の局所麻酔

抜歯手術は本来，無痛的に施行する必要があるが，口の中は整形外科，皮膚科，外科と違い，骨が硬く歯髄まで麻酔が浸潤しにくく効かないケースも多々ある．そのため患者には事前に，麻酔の際に以下のような説明をしたほうがよい．
①痛かったら手を上げてください．
②麻酔は多めにしますが，効きにくい場合は追加します．
③あまり効かなければ神経に直接麻酔します．

また患者をリラックスさせるため，世間話をしながら麻酔を行うのも疼痛閾値低下を防止する．

1 下顎大臼歯部の浸潤麻酔

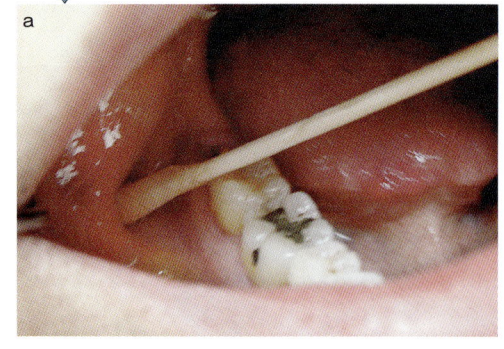

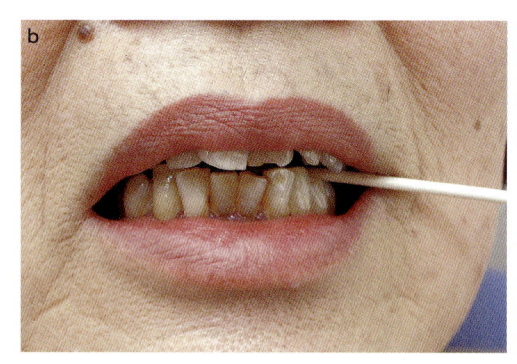

図1a，b　表面麻酔は長い綿棒をあて患者に噛ませておくと便利である．

2 上顎小臼歯部の浸潤麻酔

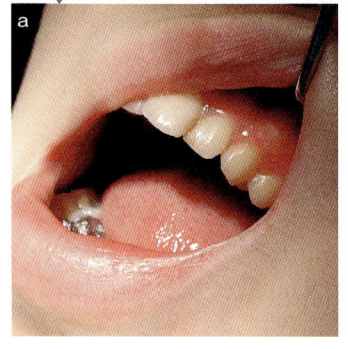

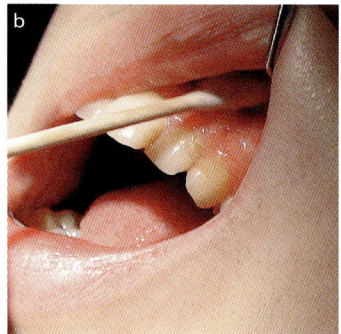

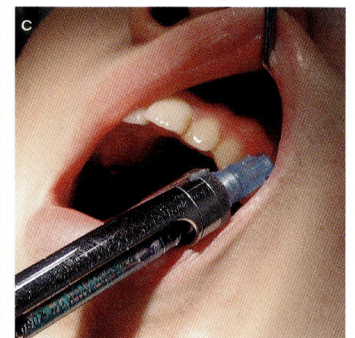

図2a〜c　粘膜面を乾燥後，表面麻酔を塗布．強めに頬粘膜を引くと患者の注意がそちらにいくので，その間に麻酔の針を刺入する．診療室内に音楽を流したり患者の耳にヘッドホーンをあてるのも効果的．

3　下顎埋伏智歯抜歯の場合

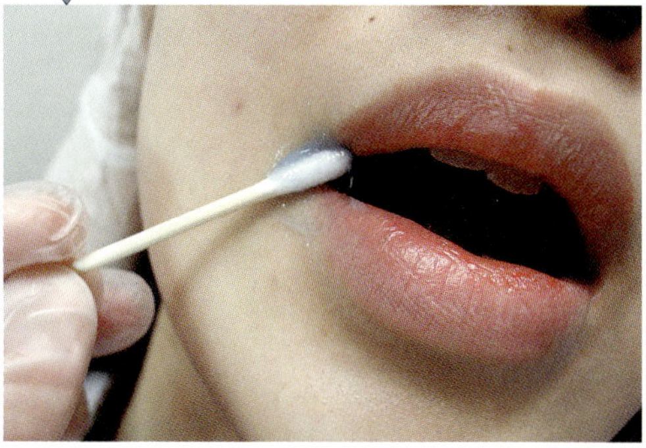

図3a　口角が術中に器具で引っ張られるためアズノール軟膏を塗布しておく．術野はジアミトールの綿球で消毒する．

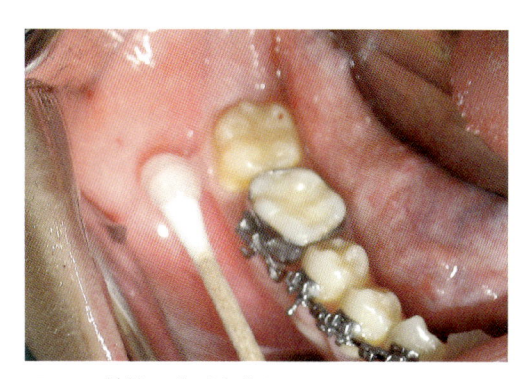

図3b　綿棒で表面麻酔をする．

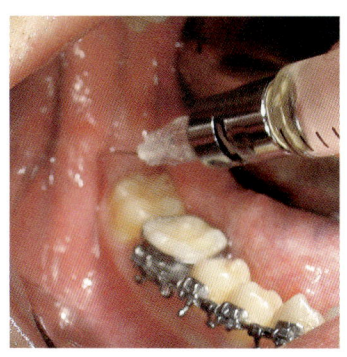

図3c　1回目の浸潤麻酔はなるべく粘膜を引っ張り可動粘膜に風船のように注入する．

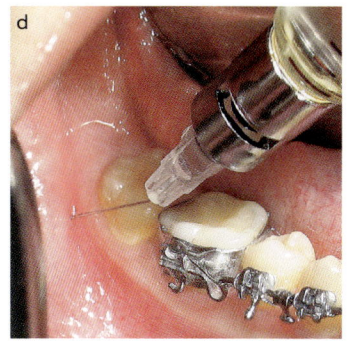

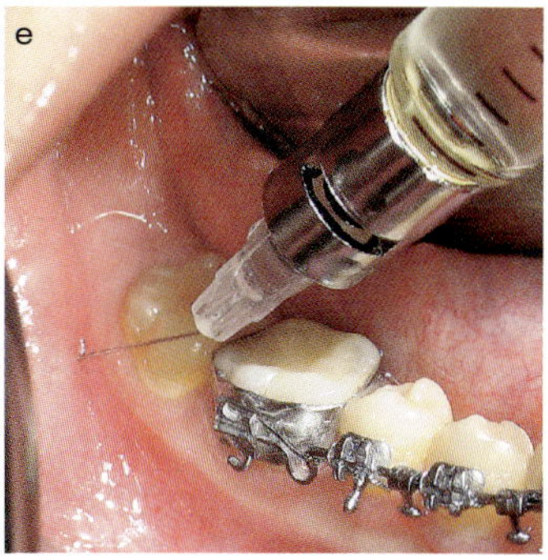

図3d，e　2回目の浸潤麻酔は3分後に骨膜下に行い，智歯の周囲に合計カートリッジを1.5本ぐらい使用する．

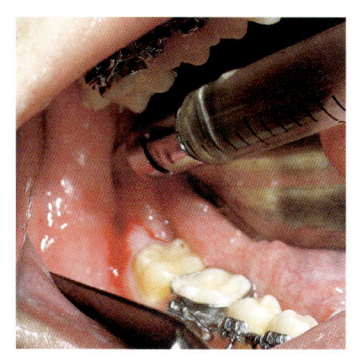

図3f　筆者は浸潤麻酔で十分抜歯できるが，伝達麻酔を追加しても可能である．3分タイマーをかけ，患者に頬部をマッサージさせる．

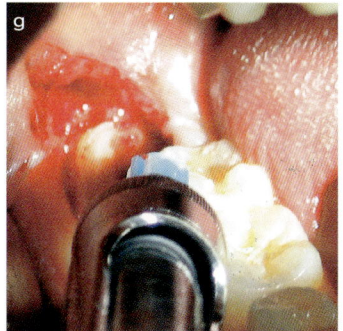

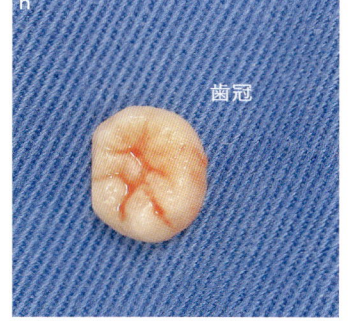

図3g，h　術中に麻酔が奏功しないときは歯冠と骨の間や歯根膜腔に追加する．歯冠を除去した後なら髄腔内麻酔を追加する．

8 腫瘍，囊胞摘出時における局所麻酔

> 軟組織を扱う手術の際には少量の麻酔でも，十分効くケースが多い．しかし，歯根端切除などの顎骨内の病変の処置の際は，術中に囊胞壁を剥離するときに痛みが出るため，囊胞壁と骨の間に麻酔を追加することが重要である．

1 上唇部腫瘍の場合

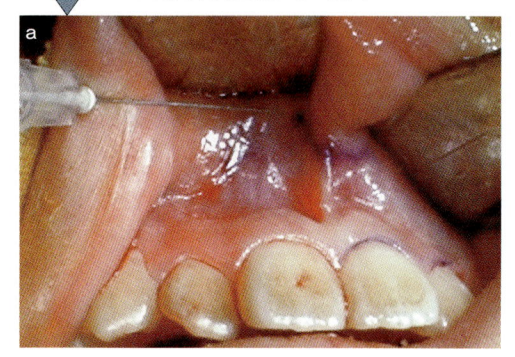

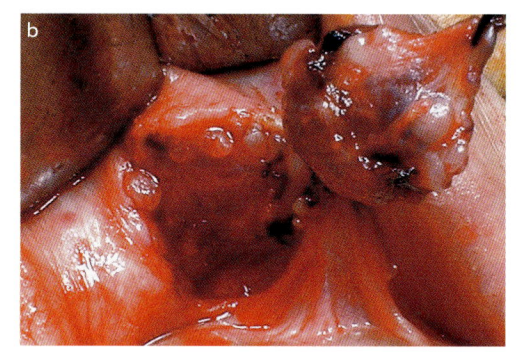

図1a，b 腫瘍の周囲に麻酔を刺入する（周囲麻酔法）．4か所に合計カートリッジを1.5本使用する．患者の疼痛にあわせ，麻酔を周囲に追加する．

2 歯根囊胞摘出，歯根端切除術の場合

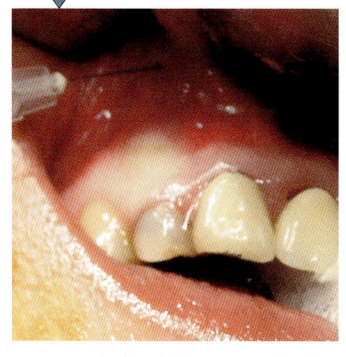

図2a 囊胞の周囲に浸潤麻酔を行う．カートリッジを2本ぐらい使用する．

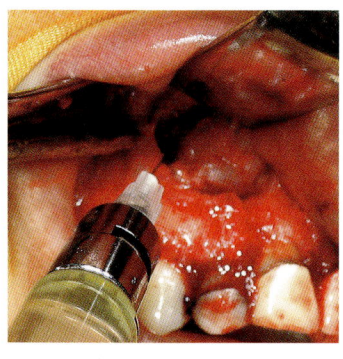

図2b 囊胞壁と骨を剥がすときに痛みが出るので，囊胞壁と骨の隙間に注入しながら剥離を進める．

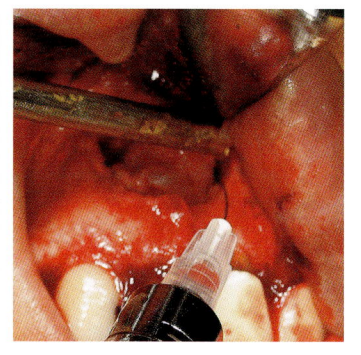

図2c 効き目が少なければ随時，追加する．

3 電動注射器の応用

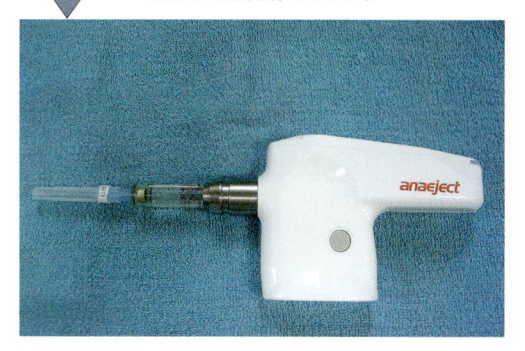

図3a　コンピュータ制御コードレス電動注射器．注入速度をコンピュータが自動でコントロールしている．

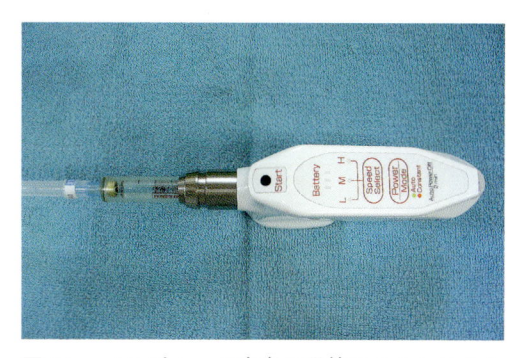

図3b　メロディーが患者の恐怖やストレスから解放される．

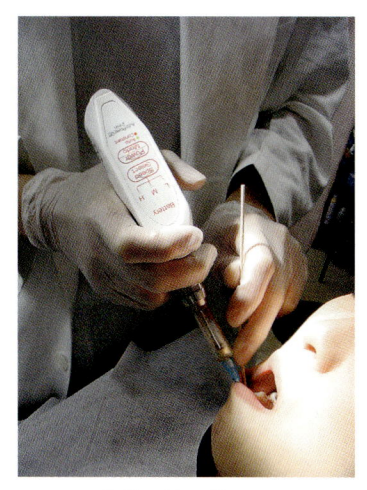

図3c　麻酔の液が注入されている間は，音楽が流れる．

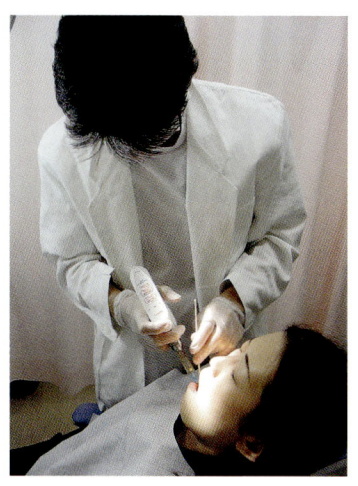

図3d　自動的に加圧されるため，術者は把持しているだけである．

9 インプラント手術における局所麻酔

> **A．下顎臼歯部欠損症例**
> インプラント療法の対象となる患者層は高齢者や有病者も多く，患者の現病歴や予備力の低下を十分に考慮したうえでインプラント療法の適否，埋入に際しての術式を選択しなければならない．また，周術期においてモニタリングを行い，患者のバイタルサインの変動を察知し，偶発症を未然に防止して患者の安全は確保されなければならない．

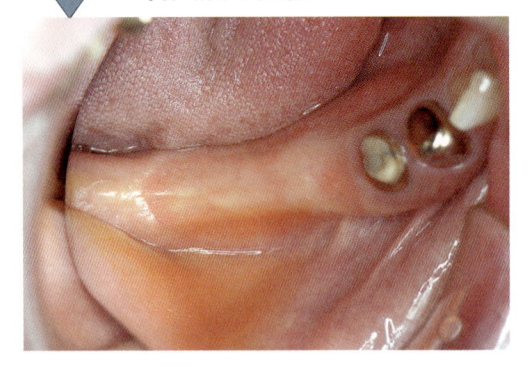

1 刺入点の選択

図1 インプラント療法は通常，粘膜骨膜弁の剥離を行うため，抜歯や保存処置と異なり，局所麻酔の追加による麻酔作用の増強を期待できない．そのため，術前における完全な麻酔作用の確保は不可欠である．下顎臼歯欠損相当部において付着歯肉が経時的な歯槽骨の吸収に起因し，広範囲に喪失している症例も少なくはない．このような場合，刺入点は局所麻酔薬が骨膜下へ十分に浸潤する部位を選択しなければならない．

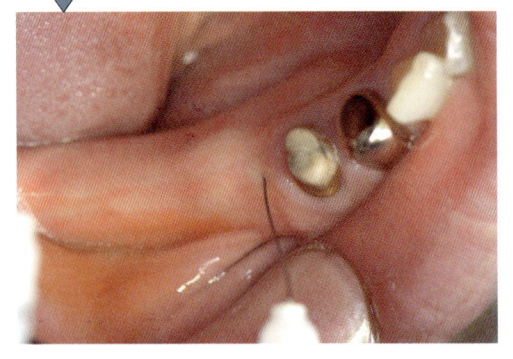

2 麻酔薬の注入

図2 患者の疼痛の軽減のため，麻酔薬は骨膜下へ可及的に少量ずつ注入する必要がある．その際，骨への浸潤を十分期待できる注入圧を手指にて確認し，コントロールする必要がある．十分な圧を確認できない場合，注射針先端の断面と骨面とを平行に密着させる配慮，注入方向の変更を行う．下顎小臼歯部欠損を含む症例においてオトガイ孔の位置を術前に把握し，局所麻酔時の注射針による損傷，粘膜骨膜弁剥離時の損傷を防止しなければならない．また，インプラントの長径の選択はオトガイ孔周辺の下顎管のループ形状を把握したうえで決定されなければならない．

A．下顎臼歯部欠損症例

▼3 歯肉の貧血帯の確認

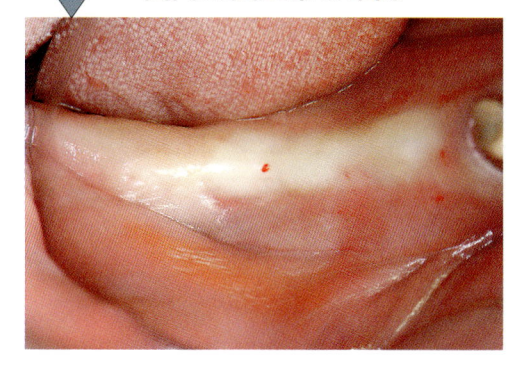

図3　局所麻酔終了後に歯肉の貧血帯の確認を行う．同時に精神的ストレスおよびエピネフリンに起因する患者の循環動態の変化を把握するため，モニタリングは忘れてはならない．通常，インプラント療法は有意識下で施術するため，患者への「声掛け」は患者の精神的不安の払拭に有効である．

▼4 ドリリング時の注意

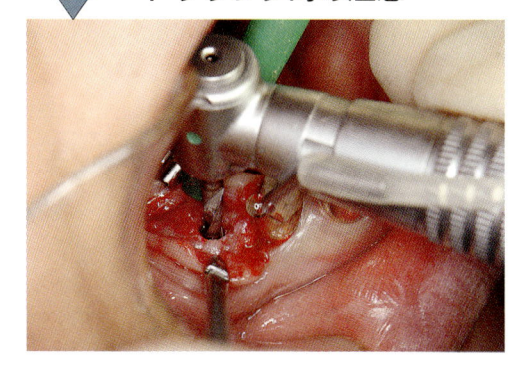

図4　ドリリング時，骨を伝導する振動により患者にかなりの不快感が生じる．有意識下の施術において不安を感じた患者は緊張感から「息ごらえ」をする傾向がある．そのために動脈血酸素飽和度の一過性の低下が認められることがある．術前に患者には腹式呼吸を練習させておくことも有効である．

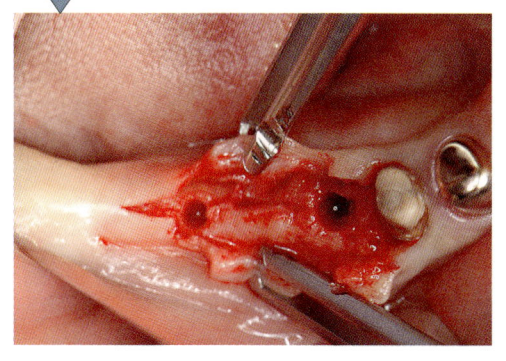

▼5 下顎管への配慮

図5　通常，下顎臼歯欠損相当部へのインプラント療法は下顎孔への伝達麻酔下ではなく，局所麻酔下で施術する．局所麻酔では下顎神経への麻酔作用はないため，下顎管近傍へ切削用ドリルが達した場合，患者は疼痛や灼熱感を感じる．未然にこれらを察知することにより，下顎管の損傷を回避することができる．

6 術後の安全確認

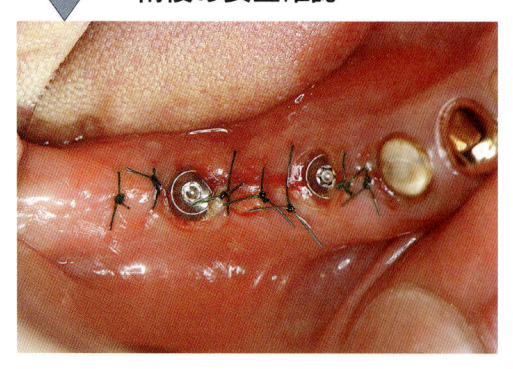

図6 インプラント療法において術者は各ステップにおける施術行為に気をとられがちになるが，患者の全身状態の把握に努めなければならない．むろん，術後，バイタルサインにより患者の安全を確認することはいうまでもない．

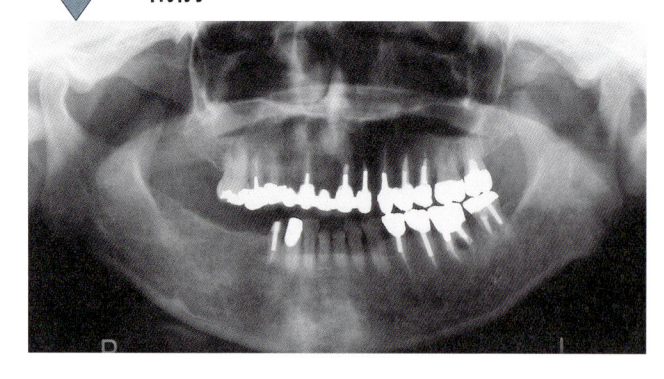

7 術前

図7 術前のパノラマエックス線写真．術前診断のためのエックス線撮影は不可欠であるが，難症例やデンタルエックス線写真・パノラマエックス線写真上において十分な解剖学的情報が得られない場合は，CT撮影を行う必要がある．

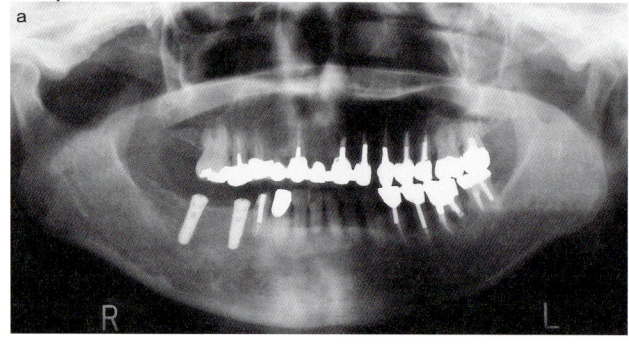

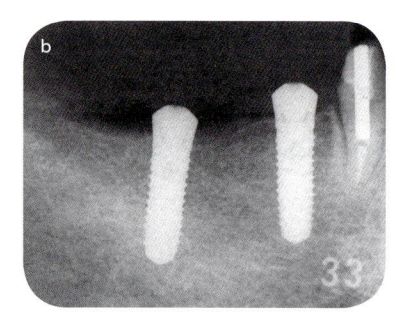

8 術後

図8 a，b 術後のパノラマエックス線写真およびインプラント埋入部．

B．上顎臼歯部欠損症例

上顎臼歯欠損相当部において歯槽骨頂と上顎洞底の垂直的骨量が乏しい場合，ソケットリフト（上顎洞底骨挙上術）やサイナスリフト（上顎洞挙上術）を併用し，インプラントの埋入を行う．通常の術式に上顎洞底骨の槌打を行うソケットリフトと異なり，サイナスリフトは広範囲の粘膜骨膜弁の剥離，歯槽骨の槌打，上顎洞底膜の剥離など施術に伴う外科的侵襲も大きい．また，有意識下での施術に際しては，治療行為に対し患者の精神的ストレスも増大する．施術者が全身管理者も兼ねる通常の施術環境において周術期のモニタリングは不可欠である．

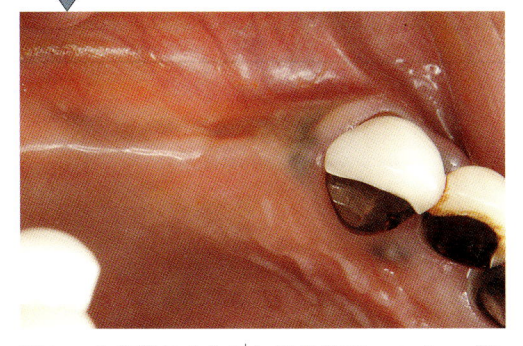

1 施術部位の確認

図1 本症例は７６５｜欠損相当部へのインプラントの施術を検討したが，その施術方法は骨造成を目的として，ソケットリフトではなく外科的侵襲の大きいサイナスリフトを選択した．

2 麻酔薬の注入

図2 ソケットリフト併用例において一般的な上顎臼歯部欠損への埋入と局所麻酔の作用範囲，麻酔薬の量は同程度であるが，サイナスリフト併用時の作用範囲はより大きくなければならない．

3 使用量の確認

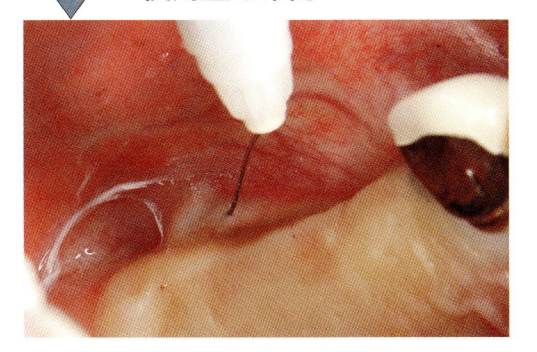

図3 頬粘膜に及ぶ広範囲の局所麻酔は，サイナスリフト施術時の口腔前庭に及ぶ粘膜骨膜弁剥離時の止血効果も期待できる．局所麻酔薬の使用量は常に確認しながら必要十分な量に留める．

4 上顎洞底膜の剥離

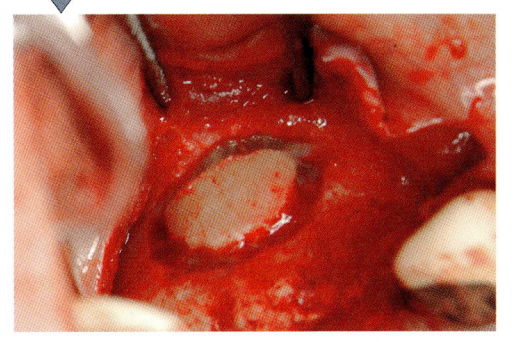

図4 上顎洞底膜を剥離，挙上するための施術野頬側部の骨扉（トラップドア）形成終了時．上顎洞底膜を傷つけないように骨を形成する．

図5 歯槽骨の槌打

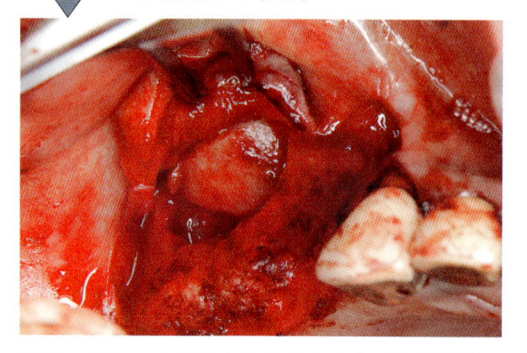

図5 ソケットリフトやサイナスリフト施術時の骨への槌打は，患者に不快感と不安を与えることがある．十分な局所麻酔作用が確保できていても生じるため，それらを軽減するための配慮が必要である．術前の施術行為の説明，槌打時の声掛けが有効で，術者は施術行為に集中しがちになるが，全身管理者であることを忘れてはならない．

図6 施術終了時の麻酔効果の確認

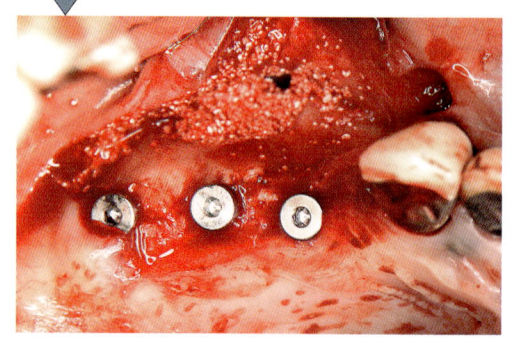

図6 サイナスリフト（上顎洞底挙上術）および3本のインプラント埋入施術終了時．このように複雑な術式の場合，術中時間は術者の技術レベルに左右される．局所麻酔の作用効果の確認を行うと同時に，施術に伴う患者の精神的ストレスへの配慮を忘れてはならない．

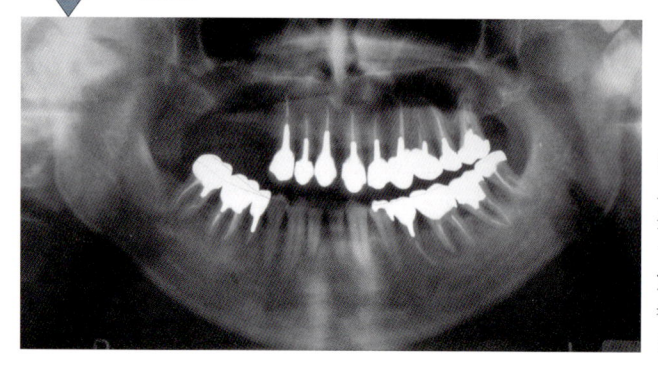

図7 術前

図7 術前のパノラマエックス線写真上にてインプラント施術野の不十分な垂直的骨量が確認できる．施術によって獲得する垂直的骨量，患者の全身状態，術者の技術レベル，外科的侵襲を考慮したうえでソケットリフトもしくはサイナスリフトの術式の選択を行う．

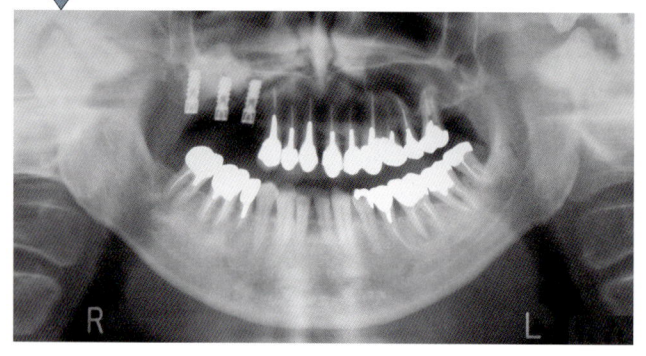

図8 術後

図8 術後のパノラマエックス線写真上にて挙上された状態が確認できる．施術終了後，患者のバイタルサインが術前値の近傍に収束したことを確認したうえで患者を帰宅させる．また，患者へ局所麻酔作用消失後の疼痛，術後の腫脹について十分な説明を行い，患者の術後の不安を払拭するように努めることが必要である．

C. 多数歯欠損症例

インプラント療法は非日常的な歯科診療であり，外科的侵襲を伴う施術行為であるが，一般的なインプラント臨床において，施術者が術中において全身管理者を兼ねる場合が大半である．また，患者は有意識下で施術される症例が大半である．術者は，偶発症を含む術中生じるリスクに対して十分な認識とそれらを回避すべき努力が必要である．

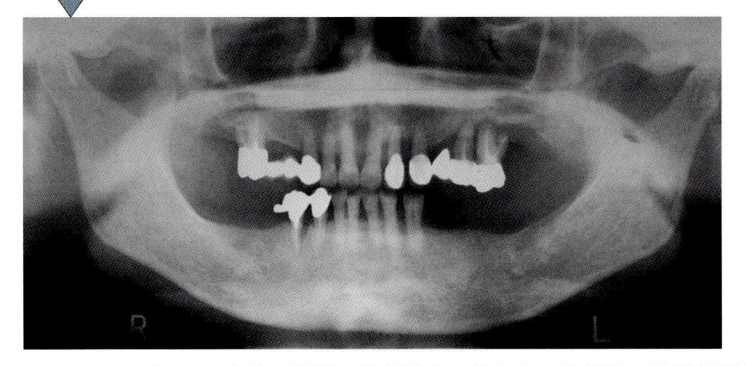

1 術前

図1 インプラント療法は通常の歯科治療と異なり，広範囲の粘膜骨膜弁の剥離や歯槽骨を切削するという施術行為が，患者にとっては「未知の経験」であることを術者が認識する必要がある．その施術行為に伴う患者が感じる不快感の説明，不快感と疼痛の差異，局所麻酔作用の範囲をインプラント療法のインフォームド時に患者へ十分に説明する必要がある．患者が感じる不安を可及的に軽減することが，精神的ストレスが及ぼす自律神経の緊張に由来する循環動態の変動の緩和につながる．

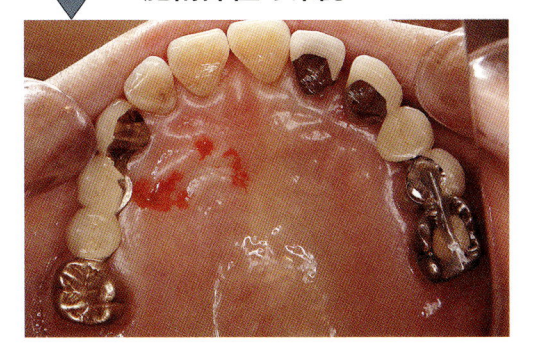

2 施術部位の確認

図2 多数歯欠損症例においては局所麻酔の作用時間を把握し，施術本数，タイムスケジュールを考慮したうえで，より綿密な施術計画を立案すべきである．完璧な麻酔作用を確保し，患者に疼痛を与えず，なおかつ必要最低量の局所麻酔薬の使用を心がけることが患者の安全確保につながる．

9 インプラント手術における局所麻酔

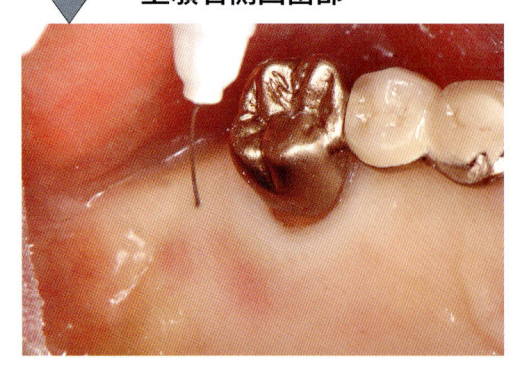

3 上顎右側臼歯部

図3 歯科診療中の偶発症の過半数は局所麻酔中ないしはその直後に起こると報告されている．局所麻酔刺入時，血圧・脈拍数は術前値に対し，増加傾向が認められることが多い．これは精神的ストレスおよび刺入時の疼痛に起因するため，その軽減への配慮は不可欠である．

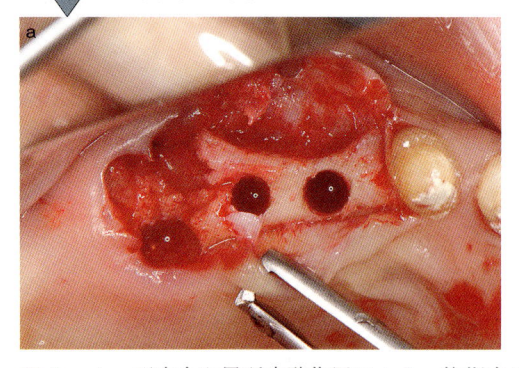

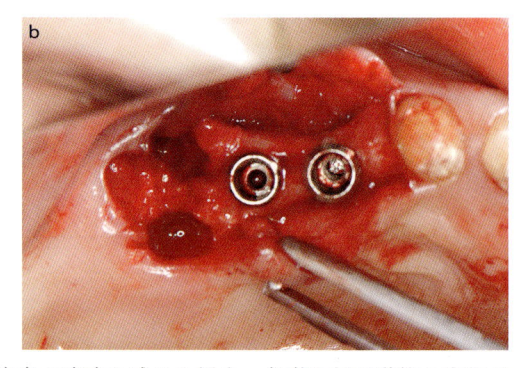

4 術中の管理

図4 a，b 不完全な局所麻酔作用により，施術中に患者が疼痛を感じた場合，急激な循環動態の変化が起きる．予備力が低下している患者は虚血性心発作の発現の危険も生じる．十分な局所麻酔は不可欠であり，疼痛が生じた場合，すみやかに追加麻酔を行う．十分な麻酔作用を確保できない場合，施術の中止を行うことも必要である．

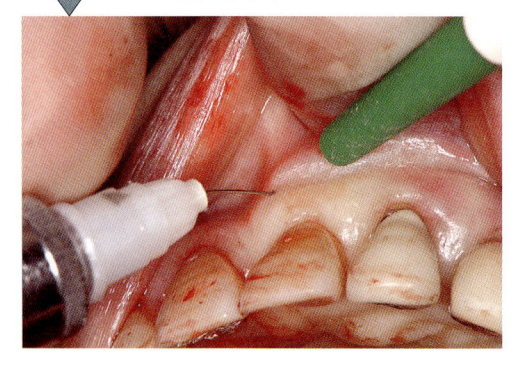

5 上顎前歯部

図5 局所麻酔刺入時，患者の疼痛の軽減に表面麻酔薬の歯肉への塗布は有効である．骨膜下に注射針が達するまで麻酔薬を可及的に少量ずつ注入しながら，ゆっくりと注射針の深度を進めていく配慮が必要である．また，施術中の局所麻酔時，患者がうがいできない場合もあるため，そのための配慮も必要である．

C．多数歯欠損症例

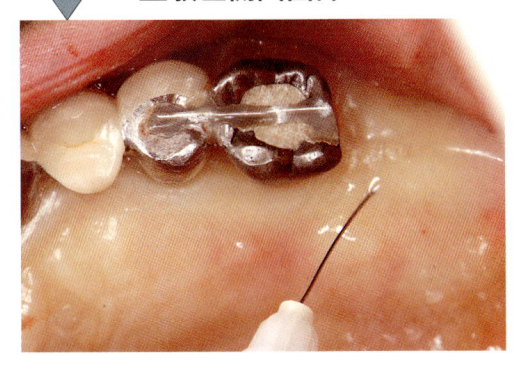

6　上顎左側臼歯部

図6　施術当日の患者は緊張を強いられた中で来院している認識を持ち，白衣高血圧症も考慮すべきである．施術日以前に患者の平常時の術前値を把握しておくことが必要である．施術者・介補者も含めて言動等に留意し，患者の緊張感の軽減に努めることはいうまでもない．

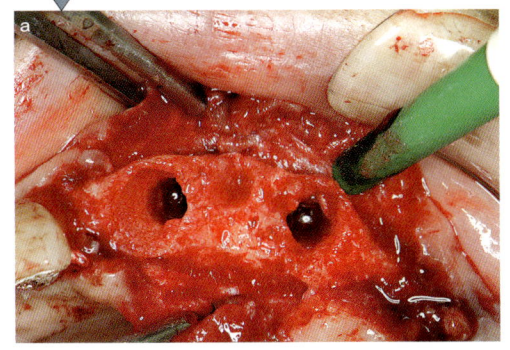

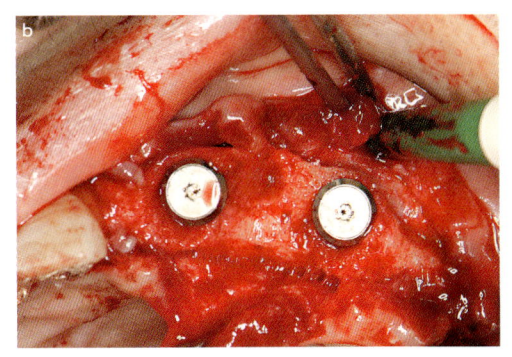

7　術中の管理

図7 a，b　有意識下での長時間に及ぶ施術の際，患者にオペの経過，施術終了への目安を伝えることにより，緊張感，不安感は緩和され，それは患者の循環動態の安定に寄与する．

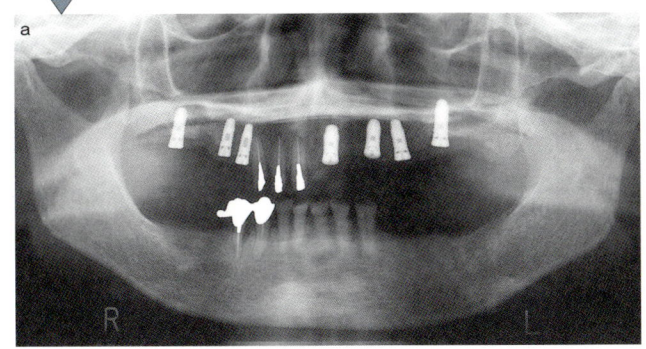

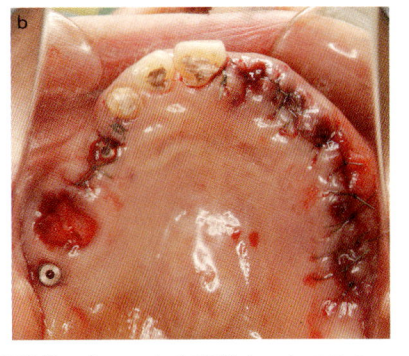

8　術後の留意点

図8 a，b　帰宅時の患者の循環動態は，患者の来院時に近い循環動態であることを確認すべきである．術中のモニタリングにより患者のバイタルサインの変動と患者のストレスの軽減に努めることにより安全な施術の遂行が可能となる．

10

歯科保存処置における局所麻酔

A. 窩洞形成（う窩が深い有髄歯）

　通常，有髄歯の窩洞形成は，局所麻酔で行われることが多い．ほとんどが表面麻酔と浸潤麻酔の併用である．とくにう窩が深い場合は，注射後5〜10分ぐらい経過してから処置を始める．浸潤麻酔時，術者は患者に対しSlow Injection And Aspiration（刺入部からゆっくり麻酔薬を注入し，患者にはゆっくり呼吸させる）がとくに重要である．
　以下に隣接面う蝕の歯冠修復を例に，術式を示す（図1〜6）．

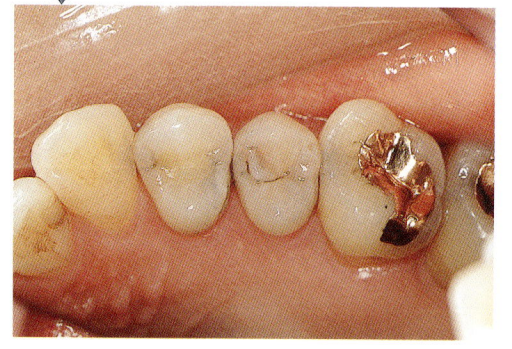

1 術前

図1a　上顎左側第一，第二小臼歯隣接面に深いう蝕が存在する．歯冠修復で治療．

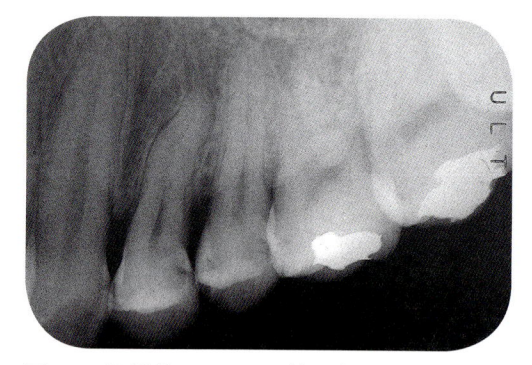

図1b　処置部のエックス線写真．第一，第二小臼歯両隣接面に透過性の像を認める．とくに第一小臼歯は歯髄腔に近接している．

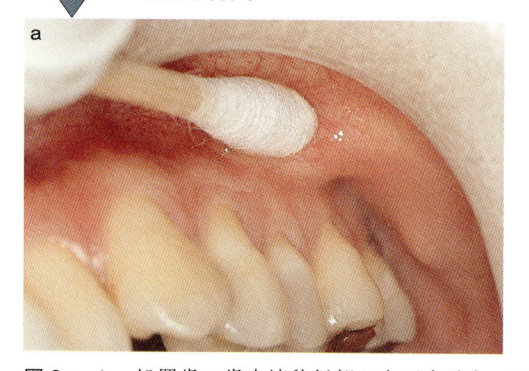

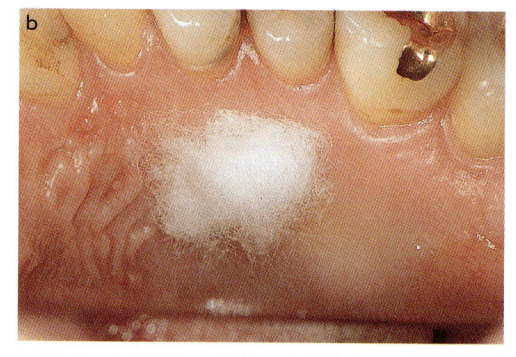

2 表面麻酔

図2a，b　処置歯の歯肉境移行部に表面麻酔（ハリケーン®ゲル）を約3〜5分，十分塗布し，浸潤麻酔での注射針による刺入時の痛みを緩和する．口蓋にも同様に表面麻酔を塗布する．注射針は刺入部をよく消毒し，エアーなどで乾燥させた後，綿棒やワッテなどを用いると便利である．

A．窩洞形成（う窩が深い有髄歯）

3　浸潤麻酔

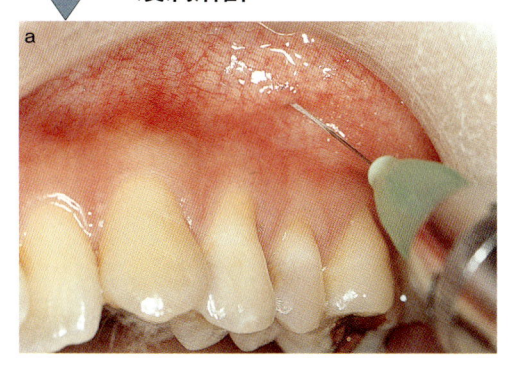

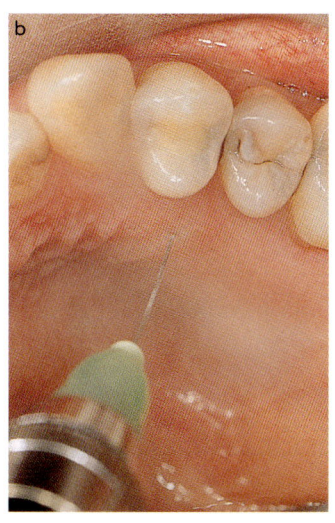

図3a，b　表面麻酔を4～5分塗布後，浸潤麻酔をゆっくりと行う．浸潤麻酔時は，針をなるべく粘膜に対し水平に近いように刺入したほうが，針入時の疼痛を軽減できるという．頬側は，歯肉境移行部から浸潤麻酔を行う．口蓋は，処置歯の歯肉辺縁から根尖方向約10mmの歯肉部に針を骨膜まで達しないように，粘膜下約2～3mm程度刺し，かるく麻酔薬を注射する（傍骨膜注射法）．

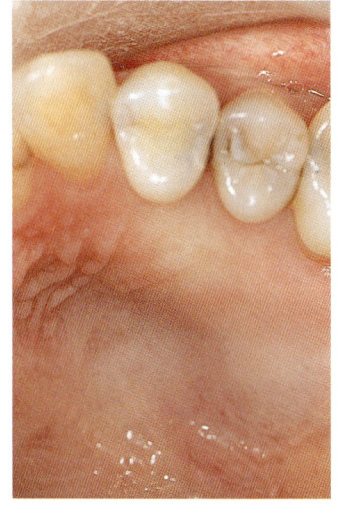

4　貧血帯の確認

図4a　かるく貧血帯を認めるまで行う（エピネフリンの血管収縮作用による）．

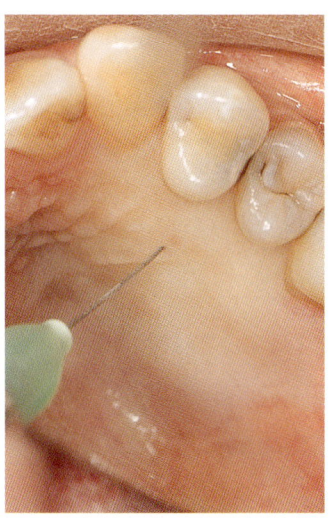

図4b　注射針を貧血帯の範囲内で針の方向を変えゆっくりと骨に針が達するように注射を行う．処置範囲に麻酔薬が浸潤していくのが，貧血帯の状況で確認できる．

▼5 麻酔薬の注入速度

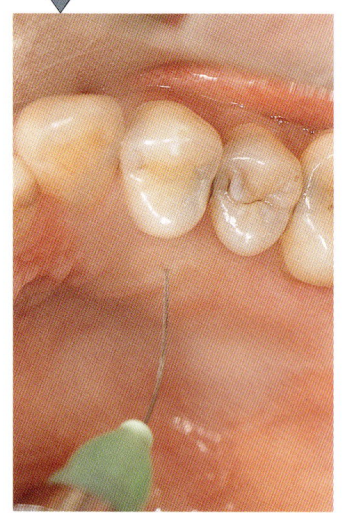

図5 麻酔薬注入の速度は，なるべく一定で行う．注射針が曲がるほどの圧はなるべく避けるようにする．通常，治療開始までは浸潤麻酔後，確実に麻酔効果を得るために5〜7分後に処置を行うようにする．

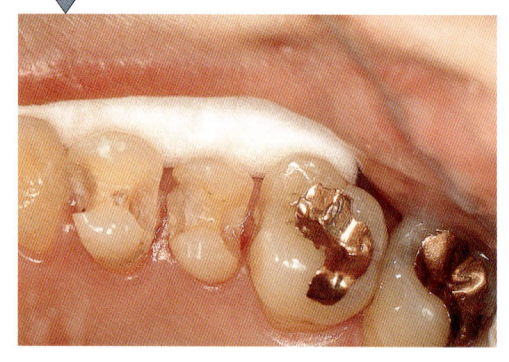

▼6 軟化象牙質除去

図6 局所麻酔から窩洞形成15分後，処置歯（上顎左側第一，第二小臼歯）の軟化象牙質をすべて除去したところ．両隣接面の歯肉縁下までう蝕が達していたのでGP（歯肉整形）を行ったが，麻酔の効果で歯肉からの出血はほとんど認めない．

B．抜髄

　患者が歯の痛みで，最も苦痛に感じるのは歯髄炎に伴う鋭痛が多く，抜髄が必要とされる．そして，抜髄の多くは1回の処置で完全に除去することを目的とする．抜髄は直接歯髄組織に触れるため，歯髄の完全麻痺を得ることが必要である[1]（**表1**）．

　下顎大臼歯部以外では，歯肉境移行（頰，唇）部に表面麻酔後，根先付近への浸潤麻酔を刺入部位とする．とくに上顎では麻酔薬の浸透性が良く，傍骨膜注射法で十分な麻酔効果を得ることができる．また2根の小臼歯，3根の大臼歯の口蓋根に対しては口蓋根の根尖付近を刺入部位とすれば，確実な麻酔効果が得られる[2,3]．

　下顎大臼歯部は，顎骨ががっちりと硬く，皮質骨が厚く，頰舌的な幅が大きく，そして骨組織が緻密である（**図1a，b**）．このような条件下では，麻酔薬の到達距離も大きく時間も長くかかると考えられる．よって下顎大臼歯の抜髄には，一般的に伝達麻酔（術部位のより中枢側の神経幹に麻酔薬を作用させ，末梢側を麻酔する方法）が用いられるが，第一の選択は浸潤麻酔である．

　以下に下顎左側第一大臼歯（慢性潰瘍性歯髄炎）を例に，術式を示す（**図2〜7**）．

表1　各部位別による歯髄の完全麻酔を得るために必要な局所麻酔の注射法

部位	主たる麻酔法	補足麻酔法
上顎中・側切歯・犬歯	①唇・舌側寄りの骨膜下注射 ②歯肉・頰移行部寄りの傍骨膜注射	①近・遠心寄りの歯槽中隔内注射 　（骨内注射の一種） 　または ②歯根膜内注射 ③切歯孔伝達麻酔
上顎第一・第二小臼歯	同上	①近・遠心寄りの歯槽中隔内注射 　または ②歯根膜内注射
上顎第一・第二大臼歯	①頰・舌側寄りの骨膜下注射（ただし，頰側は2根あるので，近・遠心の2カ所に必要） ②傍骨膜注射（第二大臼歯の近心根尖部をねらう）	①近・遠心寄りの歯槽中隔内注射 　または ②歯根膜内注射 ③上顎結節に対する後上歯槽枝の麻酔（伝達麻酔）
下顎中・側切歯・犬歯	①唇・舌側寄りの骨膜下注射 　または ②歯肉・頰移行部寄りの傍骨膜注射	①近・遠心寄りの歯槽中隔内注射 　または ②歯根膜内注射 ③オトガイ孔伝達麻酔
下顎第一・第二小臼歯	①下顎伝達麻酔または第一小臼歯ならばオトガイ孔 ②頰・舌側寄りの骨膜下注射 ③傍骨膜注射	
下顎第一・第二大臼歯	①下顎孔伝達麻酔 ②傍骨膜注射	①近・遠心寄りの歯槽中隔内注射 　または ②歯根膜内注射 ③頰・舌側寄りの浸潤麻酔 　（根分岐部付近も有効）

（砂田今男，長田　保 編：最新歯内治療アトラス，医歯薬出版，東京，1992より引用）

1　上顎と下顎の骨組織の比較

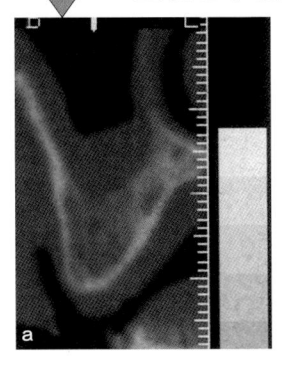

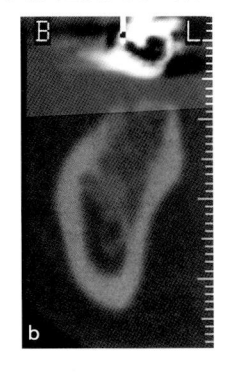

図1a，b　CT(Conputed Tomography)画像．a：上顎右側第一大臼歯部，皮質骨が薄く海綿骨も粗造である．b：下顎右側第一大臼歯部，皮質骨が厚く海綿骨も上顎に比べ粗造でない．

2 術前

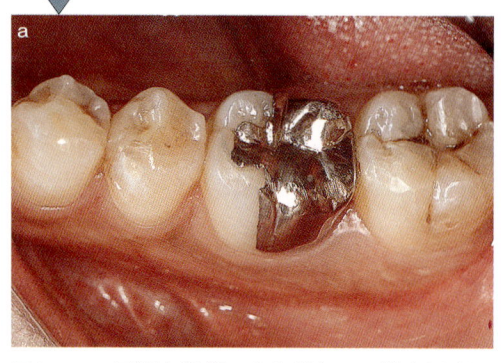

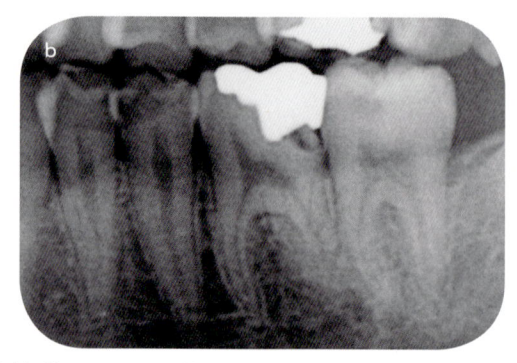

図2a, b　下顎左側第一大臼歯(a：口腔内写真，b：同部位のエックス線写真)．第一，第二大臼歯の隣接部への食片圧入，エックス線写真より第一大臼歯遠心に透過性の像を認める(診断名：慢性潰瘍性歯髄炎)．

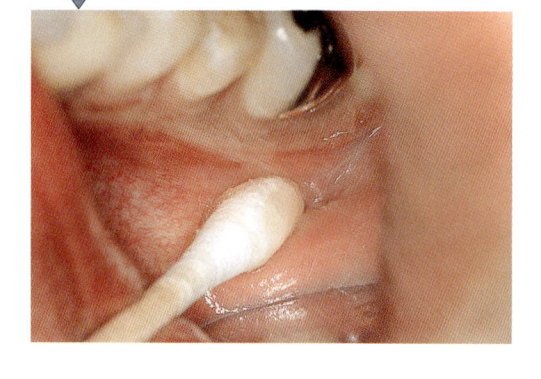

3 表面麻酔

図3　処置歯の頰側歯肉境移行部に消毒後，よく乾燥させ表面麻酔を十分に塗布する．

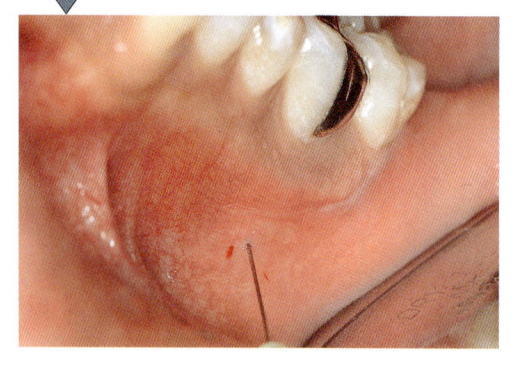

4 浸潤麻酔

図4　表面麻酔3〜5分後，塗布上にゆっくり浸潤麻酔を行う．

B. 抜髄

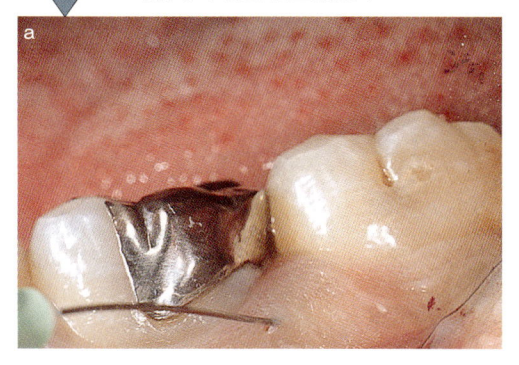

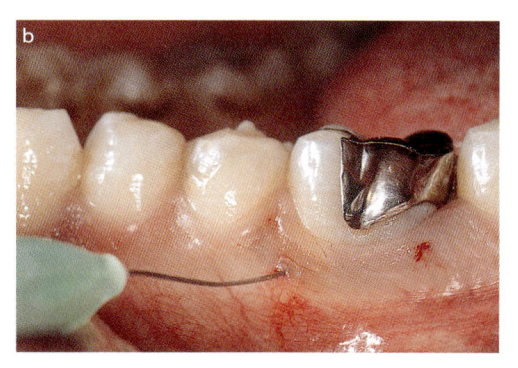

5 槽間中隔内注射法

図5 a, b　下顎の大臼歯部は皮質骨が厚く, 根尖部へ麻酔薬が到達しにくい. よって, 処置歯の遠心歯間乳頭部直下, 歯槽中隔部の歯槽縁付近に注射を行う(槽間中隔内注射法). 近心歯間乳頭部にも同じように行う.

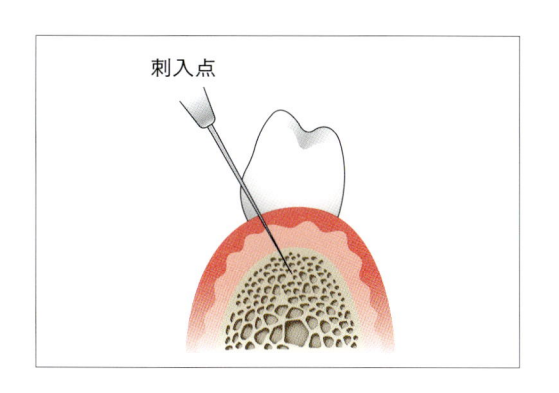

図5 c　槽間中隔内注射法の模式図(須田英明, 戸田忠夫編：エンドドンティクス21, 第1版, 永末書店, 京都, 2000より引用改変).

6 歯根膜腔内注射法

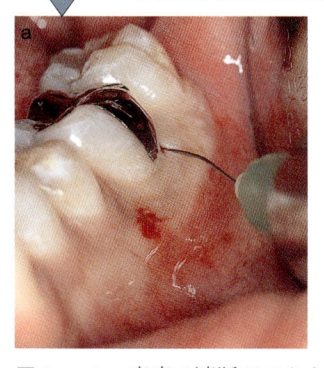

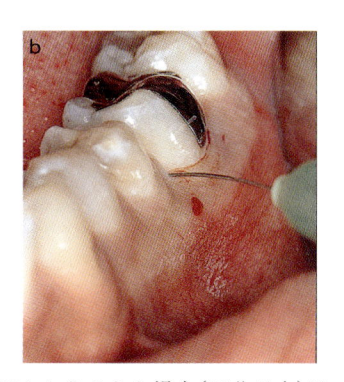

図6 a, b　疼痛の遮断ができない場合や処置に時間がかかりそうな場合(30分以上)は, 歯根膜腔内注射を行う. 処置歯の頰側近心および頰側遠心の隅角歯肉溝から, できるだけゆっくりと一定の圧で注射を行う[4]. 処置歯が歯周疾患に罹患している場合, 歯周ポケットに直接注射するのは避けるべきである. まれに歯根膜腔内注射による抜髄後には, 歯根膜炎による咬合痛が起きることもあるので注意する. 必要であれば, 処置後当該歯を咬合調整するときもある. なお, 各処置歯における注射部位はP.24の図3 dを参照のこと.

7 歯髄腔内注射

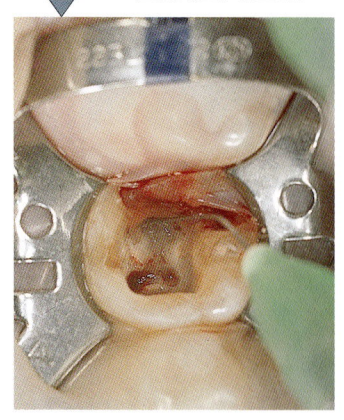

図7a 露髄後，どうしても十分な麻酔効果が得られない場合は，髄腔内に歯髄腔内注射を行う．髄腔内に直接注射針を針入せず，髄腔内に数滴麻酔薬を浸す．

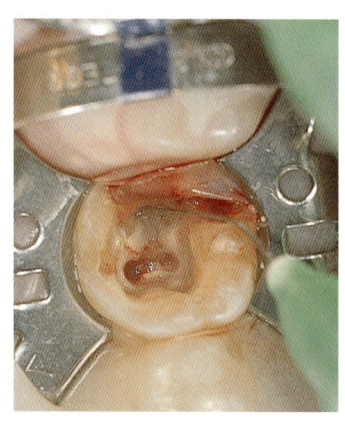

図7b 麻酔薬を3～5分浸した後，歯髄に直接注射するため，患者に激痛を与えるような，一気に深部に針を進めてはならない．患者自身が痛みを感じないのを確認し，根管口に向けゆっくりと注射する．

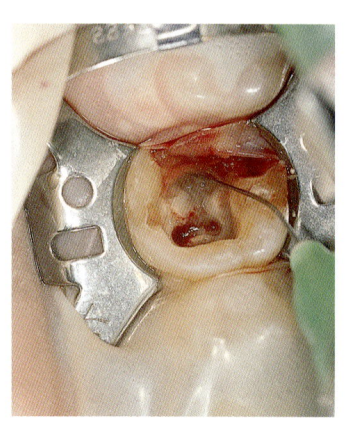

図7c 患者が痛みを感じなければ，根管内に注射する（髄腔内注射法）．

C．感染根管治療

　歯根膿胞を有する根管で急性症状を伴い膿瘍を形成する場合，切開を必要とするときがある（膿瘍切開）．膿瘍のように部分的な組織中の炎症によってpHが酸性化していると，ベースの産生が少なくなり麻酔効果が弱くなる．そこで膿瘍の周囲に局所麻酔を浸潤させる周囲麻酔法がある．

　膿瘍の周囲3～4箇所に局所麻酔を行い，切開部直下に少量の浸潤麻酔を併用すると切開部の痛みをより軽減できる．決して膿瘍内に麻酔薬を注入してはならない．麻酔薬注入時の圧力によって膿を周囲組織に拡散してしまう危険性がある．

〈根尖切除術〉

　歯内療法で治らない歯は，根尖付近に問題があることが多い．その場合，根尖数ミリの切断除去と病巣を外科的に除去を行う（根尖切除術）．根尖切除術は，根尖周囲組織の病巣を徹底して除去し，病巣の進入経路を根尖部にて封鎖し自然治癒を図る．

　以下に上顎右側第二小臼歯部の根尖切除を例に，術式を示す（図1～3）．

C．感染根管治療

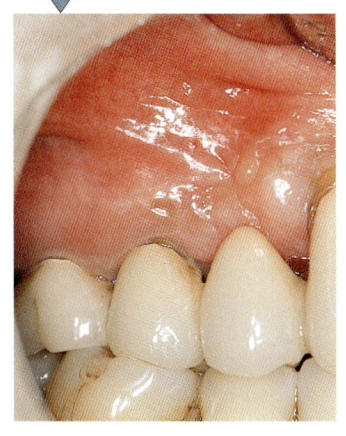

1 術前

図1a 上顎右側第二小臼歯粘膜に急性時の腫脹ならびに発赤後の，若干の後遺を認める．

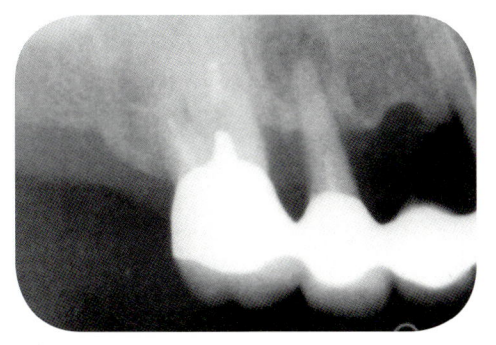

図1b 同部位のエックス線写真で，根尖相当部に歯冠大の透過像（根尖病巣）を認める．

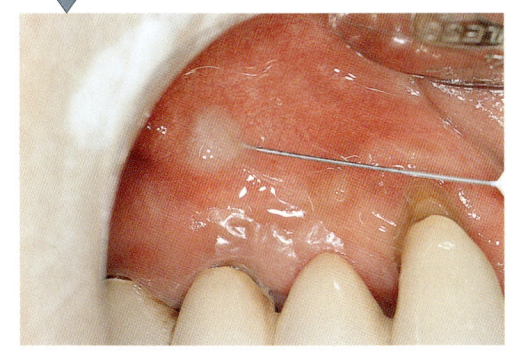

2 浸潤麻酔

図2a 表面麻酔後，歯肉境移行部に浸潤麻酔を行う．

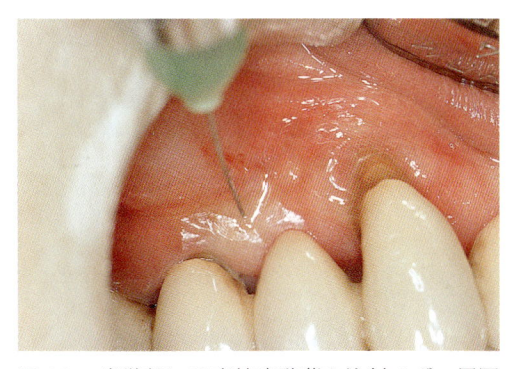

図2b 病巣部には直接麻酔薬を注射せず，周囲何箇所に麻酔薬を注射する．このことは，根尖病巣が炎症そのものであるため麻酔効果を得にくい．よって，病巣に直接麻酔薬を注入すると病巣内の圧が高まり患者に痛みを与えてしまうことがある．

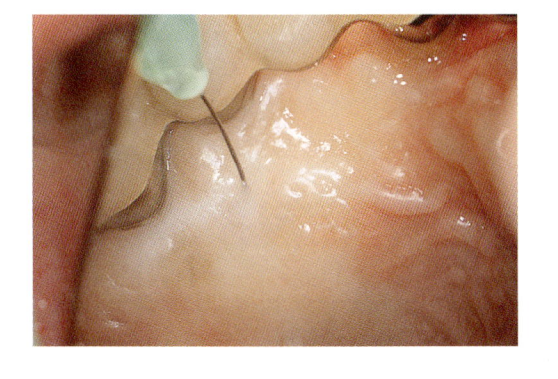

図2c 処置歯の口蓋にも表面麻酔後，浸潤麻酔を行う．傍骨膜下そして骨膜下注射で，ゆっくりと麻酔薬を注入する．

3 麻酔薬の追加

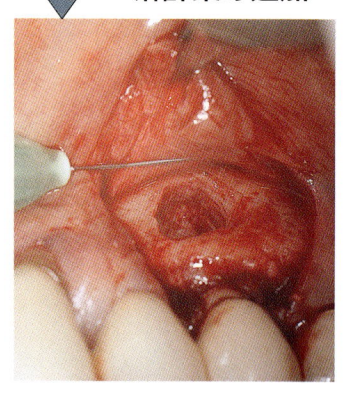

図3　徹底した根尖部の除去，ならびに病巣の除去には時間を要す．したがって麻酔効力が弱まってくると出血，そして患者自身が痛みを感じるようになる．その際に麻酔薬を追加する場合，骨に直接麻酔薬を注入せず，剥離した歯肉粘膜弁の骨膜面から針を刺して，麻酔薬をゆっくりと追加注入する．必要であれば口蓋にも麻酔薬を追加注入する．

D．歯周治療

歯周治療の目的は，歯周ポケットの除去そしてアタッチメントレベルの改善である．

治療法としては歯肉縁上のプラークコントロールそして歯肉縁下のプラークコントロールに大別できる．このことは，歯肉縁上および歯肉縁下に位置する細菌性堆積物を歯面から取り除き，再発を防止することである(原因除去歯周治療)．

- 患者の口の中で，何が起きているか(情報提供)
- 患者に対して適切な口腔衛生技術の指導(患者自身によるプラークコントロール＝ホームケア)
- スケーリング・ルートプレーニング(SRP)
- Retension factor の除去

　以上を達成させることが重要である．

〈現在の歯周治療〉

　現在の歯周治療処置は，シンプルで明確になった．
1) 歯肉縁上プラークコントロール→ホームケア(患者自身)
2) 歯肉縁下プラークの抑制→ SRP，歯周外科治療(歯肉切除，フラップ手術)，分岐部病変処置(ヘミセクション，トライセクション，歯根分離)
3) 再生外科治療(GTR)→アタッチメントの獲得(新付着)

〈患者への動機づけ〉

　患者の口の中の状態を患者自身に理解させ，適切な口腔衛生技術を指導する．

D．歯周治療

〈診査〉
　PD（プロービングデプス）・CAL（クリニカルアタッチメントレベル）・BOP（プロービング時の出血）等の診査，ならびに患者自身の模型による歯列，対合関係状態を認識させる．その後患者に適した口腔衛生指導（TBI等々）を導入する．

〈スケーリング〉
　スケーリングは歯面からプラークと歯石を除去する処置で，歯肉縁上のスケーリングではほとんど局所麻酔を用いない（図1a）．
　しかしながら，歯肉縁下のSRPでCAL（クリニカルアタッチメントレベル；以下CALと略す）または，PD（プロービングデプス）が4mm以上では局所麻酔を用い，歯肉を意図的に動かさないで処置を行う（図1b，c）．

1　スケーリング時

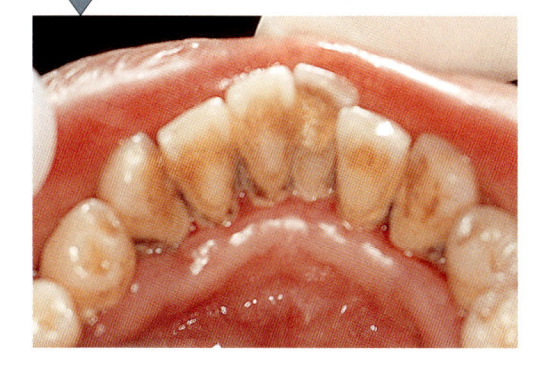

図1a　下顎前歯舌側に，ほぼ歯面全体に及ぶ歯石と着色ならびに一部，縁下歯石を認める．PD 3mm程度で局所麻酔は用いない．

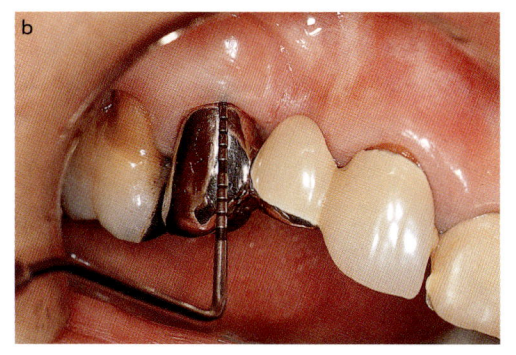

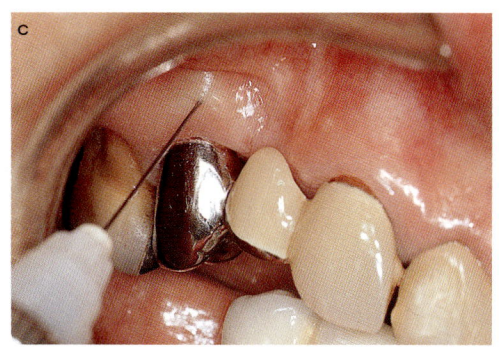

図1b，c　上顎右側第二小臼歯頬側中央部にPD 5mmを認める．表面麻酔後，歯肉境移行部に浸潤麻酔を行う．必要があれば，なるべく歯周ポケットを避けて周囲に麻酔薬を注入しSRPに入る．

・**歯周外科治療**

　歯周外科の目的は，プラークを除去しプラークコントロールを容易にすることによって，長期にわたり歯周組織の健康状態を維持することである．このことは，術者によるSRPを適切に行うための到達性を確保する．そして，患者自身によるホームケア（プラークコントロール）が容易にできるような歯肉形態を提供する[5]．

〈歯周外科での局所麻酔〉

　歯周外科術前の局所麻酔は日常的であるが，患者にとっての多くはもっとも不快な経験である．よって安心させること，そしてリラックスした雰囲気をつくることや，非日常的な状況に対する恐怖を和らげるが，患者自身の疼痛に対する防御機構を高めるうえで有効である．

　歯周外科のための麻酔は，浸潤麻酔もしくは伝達麻酔により得られる．使用する麻酔薬は比較的高濃度の血管収縮薬（エピネフリン1：200,000もしくは5 mg/ml）を用いる．このことは，麻酔の持続時間の延長，麻酔深度が深くなり麻酔薬の血中濃度が低くなる．よって歯周外科処置では，アドレナリン作用血管収縮薬を局所麻酔に添加することで，手術中の出血を最小に抑える利点がある．このことは，多量の出血を回避し，術視野を確保でき，手術に費やす時間が短縮できる．実際のところ，手術は通常3分の1顎単位で行うが，それ以上の広範囲で手術を浸潤麻酔で行う場合には麻酔薬の量が多くなるので，血管収縮薬（エピネフリン等）の副作用に十分な配慮が必要である．

　下顎では，頰側軟組織は浸潤麻酔で麻酔効果が得られ，処置部は注射を連続して行う．舌側では，処置部位に近い口腔底の位置に浸潤麻酔を行う．適度な虚血が必要であるならば，歯間乳頭下の骨小口に注射を行う（歯槽中隔内注射）．

　上顎では，処置部位の頰側軟組織の局所麻酔は歯肉歯槽粘膜境への浸潤麻酔によって，効果が得られる．上顎での広範囲の処置部位（前歯から第二大臼歯にわたる）の麻酔で，後方臼歯においては上顎神経の後歯槽枝のブロックのため，上顎結節への伝達麻酔ができる．しかしながら，翼状静脈叢に近接しているので脈管への注射，または血腫の危険性があるので，あまり勧められない．

　口蓋への局所麻酔は，処置部の歯肉辺縁より約10mm根尖方向への浸潤麻酔で，容易に効果が得られる．歯周炎が進行することによって，骨吸収が進み歯根露出を伴った非弾力性の口蓋粘膜への麻酔は，痛みを生じることがある．その際には，頰側からの注射，そして歯間歯肉を介しての注射を行うことによって痛みを最小にすることができる．

　フラップ手術では，手術開始前に完全な麻酔状態を達成すべきである．というのは，骨面を露出させた後に麻酔を追加することは困難である．とくに大切なのは，手術前の歯周基本治療が確立されていることである．良好な歯周基本治療とプラークコントロールが行われたにもかかわらず，炎症が歯周組織に残存した部位は麻酔効果が低下することがある．

　以下，症例にて術式を示す（図2～7）．

D. 歯周治療

2 歯周外科に用いられる基本セット（器具一式）

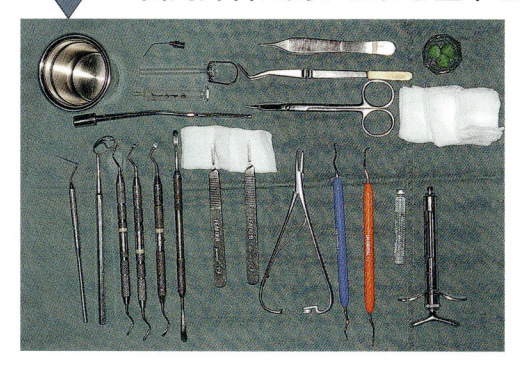

図2　プローブ，口腔内ミラー，スケーラー＆キュレット，粘膜骨膜剥離子，ティッシュプライヤー，持針器，局所麻酔用シリンジ＆カートリッジ，洗浄用シリンジ，滅菌生理食塩水，アスピレーター，抜糸鋏，縫合糸，滅菌ガーゼ，縫合針など（ほかに患者用被覆布，患者用の頭巾，マスク，外科用グローブ）すべて，処置開始直前まで滅菌パックで保管しておく．

3 症例：基本治療終了後の処置部位

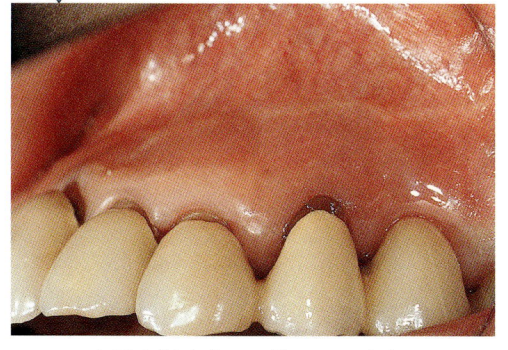

図3a　上顎左側犬歯から第一小臼歯部のフラップ手術．基本治療終了後，表在性の炎症はほとんど認めない．BOP（Bleeding on Probing）は，（－）である．最も深いPDは8mmで，骨内欠損を伴っている．

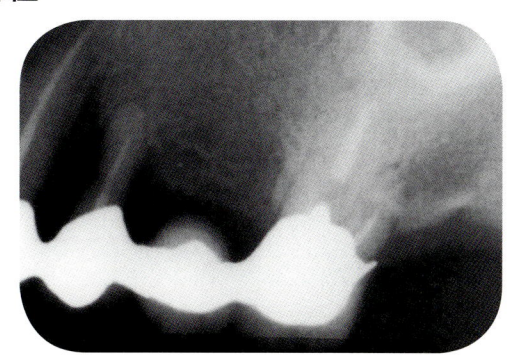

図3b　同部位のエックス線写真．犬歯遠心から第一小臼歯近心にかけて垂直性の透過像を認める．

4 表面麻酔

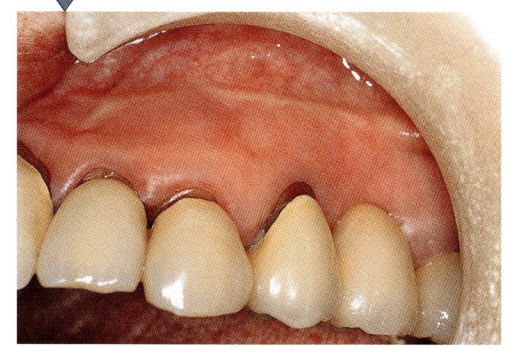

図4a　処置部の歯肉表面を消毒後，表面麻酔効果を得るため表面麻酔塗布面をよく乾燥させる．

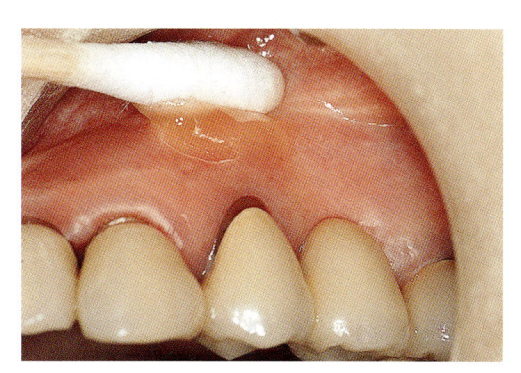

図4b　処置部に表面麻酔を約5分ほど塗布する．

5 浸潤麻酔

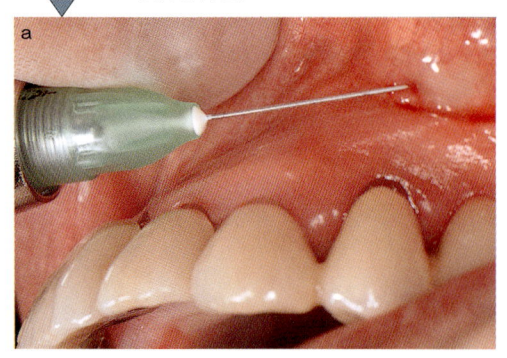

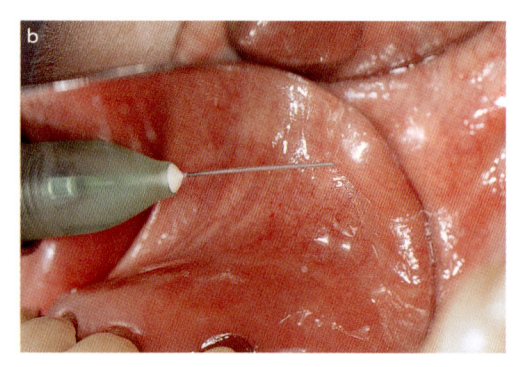

図5a, b 頬側歯肉境移行部に浸潤麻酔を処置歯後方より表面麻酔塗布面にゆっくりと注射する．貧血帯上に徐々に前方に麻酔する．

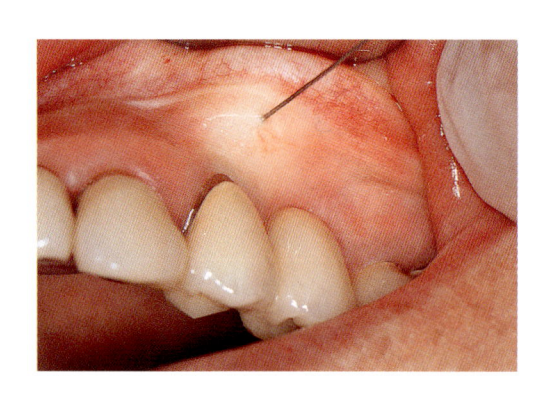

図5c PD8mmおよび深い歯周ポケットを伴う骨欠損部そのものが炎症であるので欠損部に直接麻酔薬を注射せず，その周囲に注射する．

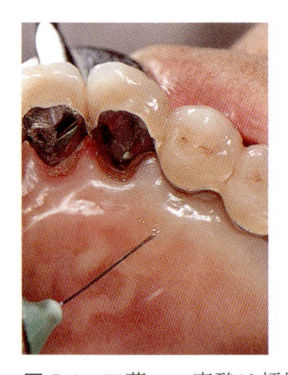

図5d 口蓋への麻酔は頬側と同様に表面麻酔後，処置歯の歯肉辺縁より約10mm根尖方向に浸潤麻酔を行う（傍骨膜注射法）．

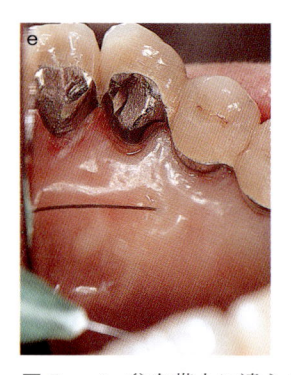

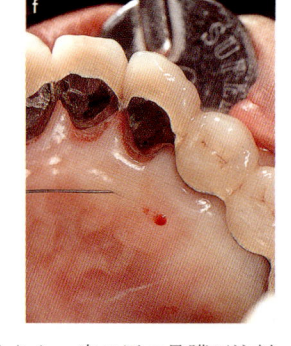

図5e, f 貧血帯上に遠心からゆっくりと一定の圧で骨膜下注射を行い，近心に向かって麻酔薬を注射する．

D．歯周治療

6　麻酔薬の追加

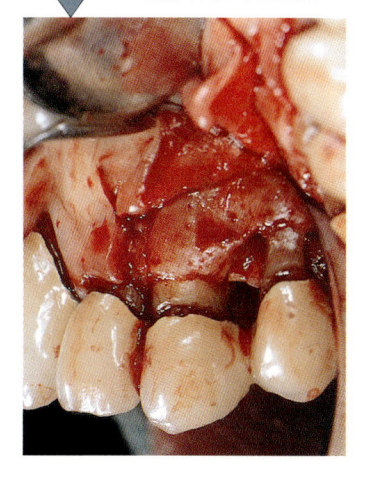

図 6 a　処置歯のルートプレーニングならびに骨欠損部の掻爬に時間を要した結果，出血を伴ってきた．よって麻酔薬を追加した．

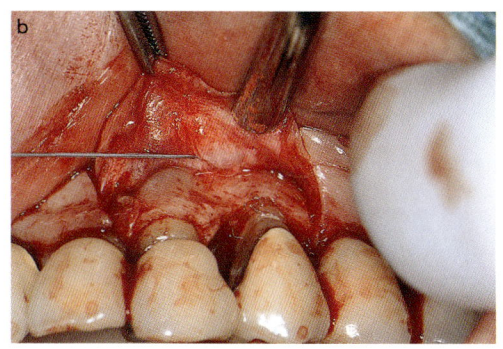

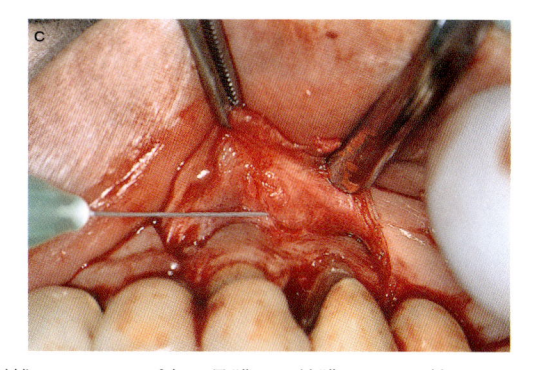

図 6 b，c　麻酔薬追加の部位は極力，骨面は避けて剥離したフラップ弁の骨膜から粘膜にかけて針入し，ゆっくりと麻酔薬を注入する．3〜4分後，出血がおさまってきたのを認める．通常のフラップ手術は，全層弁をデザインし剥離翻転するが，根尖側移動術や歯肉歯槽粘膜形成術では，部分層をデザインすることがある．よって全層弁の際より部分層のほうが出血傾向を伴うので，麻酔効果を十分得る必要がある．

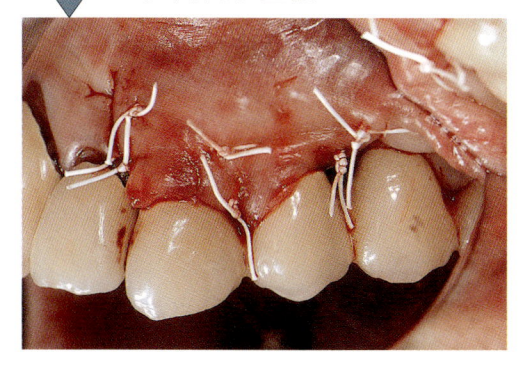

7　縫合終了直後

図 7　歯肉粘膜を閉鎖，縫合を終了した直後．十分な麻酔効果の結果，患者に痛みを与えることなく，歯肉粘膜弁縫合後もほとんど出血を認めない．

E．再生外科手術（組織再生誘導法 GTR）

歯周組織の再生治療は，歯周炎によって失われた歯周支持組織の回復を目的とする．

すなわち，歯周炎の進行によって結合組織性付着を喪失した（アタッチメントロス）歯根面にコラーゲン線維の埋入したセメント質が形成されることである．

〈歯周組織の再生を促進しうる治療法の基準〉
（アメリカ歯周病学会・ワークショップ，1996）
- ヒトの組織標本で，歯周疾患罹患歯の根面の最根尖部の位置を示す基準点（ノッチ）より，歯冠方向への新生セメント質，新生歯根膜，および新生骨が認められること．
- 対照群を設定した臨床試験で，臨床的アタッチメントレベルと歯槽骨の改善が認められること．
- 対照群を設定した動物の組織学的研究で，新生セメント質，新生歯根膜，および新生骨が認められる．

さらに，これらの基準に加え再生治療法を用い歯周組織が再生する理由を，歯周組織の創傷治癒について，現在の知識を根拠に説明できる生物学的概念が必要と考える．

上記の基準を満たし，現在一般的な再生治療法は組織再生誘導法（Guided Tissue Regeneration：以下 GTR と略す）である[6,7]．

中等度の歯周疾患罹患患者の治療では，非外科処置で達成できるが，進行した歯周炎の治療（PD 4 mm 以上，CAL 4 mm 以上）の場合では，歯周外科手術が必要となる．

GTR の適応は，とくに骨内欠損および根分岐部病変（Crass II）[8]である（図1，2）．

GTR の局所麻酔は，フラップ手術と同様である．しかしながら，GTR ではメンブレン（膜）を設置し，治癒期間（4〜8週）経過後メンブレンを除去（非吸収性の場合）する．その際にメンブレンが歯肉から露出していた場合，メンブレン除去後，新生組織を歯肉弁で完全に被覆できないことがある．よって，フラップ弁に減張切開が必要となる．

減張切開は剥離したフラップ弁の内面，骨との境目の骨膜に根尖方向に向かって新生組織が被覆できる状態まで，切開を入れる．その際に麻酔薬を骨膜に注射する．直接，骨に針を刺さないように注意が必要である．

上顎両側中切歯隣接部の骨内欠損への GTR による対応を図 3 a〜g に示す．

E．再生外科手術（組織再生誘導法 GTR）

症例 1

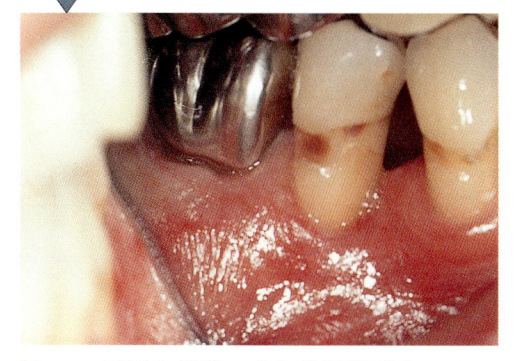

図 1a　下顎右側第二小臼歯頬側近心に CAL 18mm，PD 10mm が存在する．同部位の歯肉粘膜は急性症状を数回繰り返している．

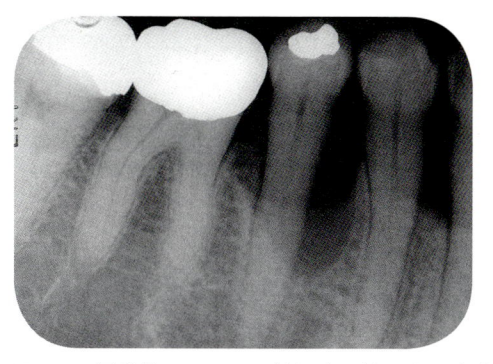

図 2b　同部位のエックス線写真．第一小臼歯遠心から，第二小臼歯近心にかけて大きな垂直性の透過像を認める．

症例 2

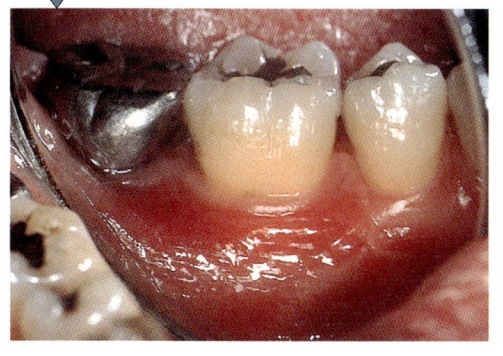

図 2a　下顎右側第一大臼歯頬側中央部に CAL（垂直 6mm，水平 6mm）が存在する．

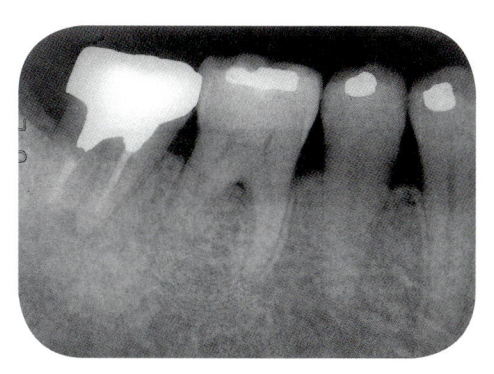

図 2b　同部位のエックス線写真．第一大臼歯の根分岐部中央に透過性の像を認める．

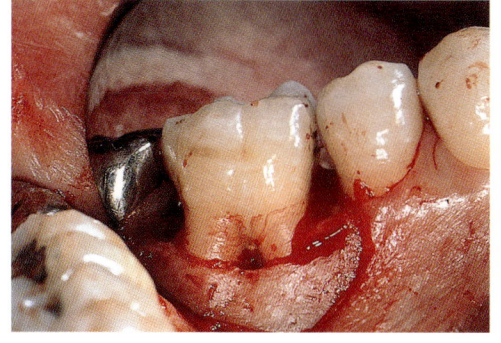

図 2c　骨内欠損を伴った Class II の根分岐部病変．

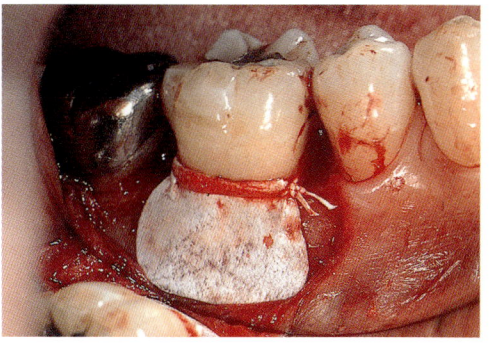

図 2d　GTR メンブレン® を設置，固定したところ．

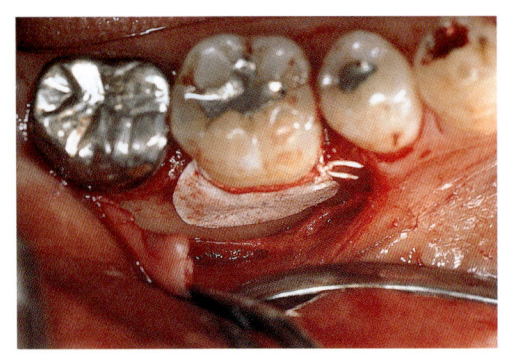

図2e　メンブレンを完全に被覆するために骨膜に減張切開する．その際に，出血を避けるために骨膜に浸潤麻酔を行う．

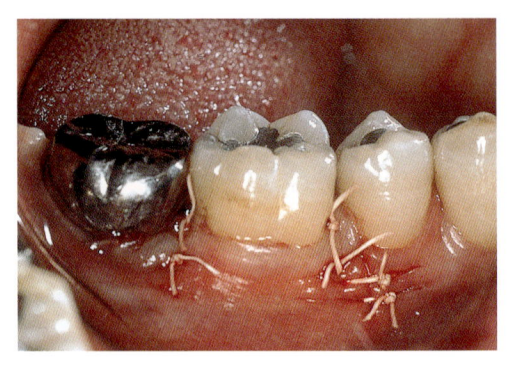

図2f　減張切開によりメンブレンを歯肉粘膜弁で完全に被覆することが可能となった．

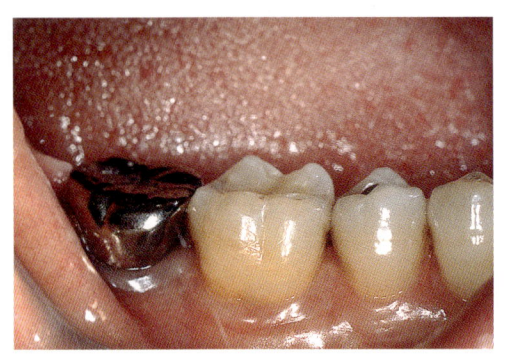

図2g　GTR処置11年後，頬側根分岐部のCAL（垂直2 mm，水平2 mm）は改善され持続している．

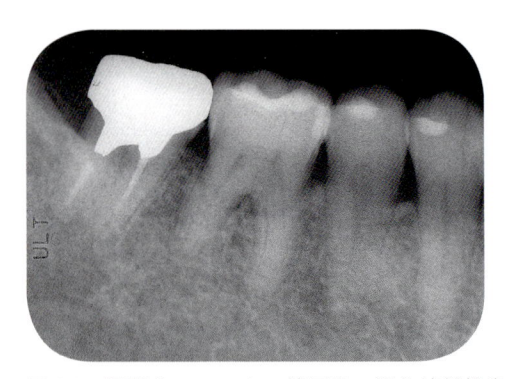

図2h　同部位のエックス線写真．根分岐部相当部に，ほとんど透過性の像は認めない．

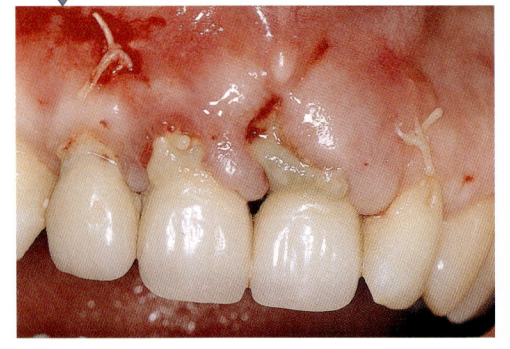

3　症例3

図3a　上顎両側中切歯隣接部骨内欠損にGTRを行い，6週後メンブレン除去時にメンブレンの露出を認めた．メンブレン直上を避けて周囲に浸潤麻酔を行い，メンブレンを除去する．

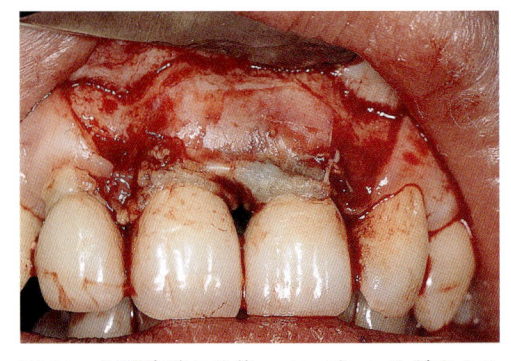

図3b　浸潤麻酔5分後，メンブレンを露出させたところ．

E．再生外科手術（組織再生誘導法 GTR）

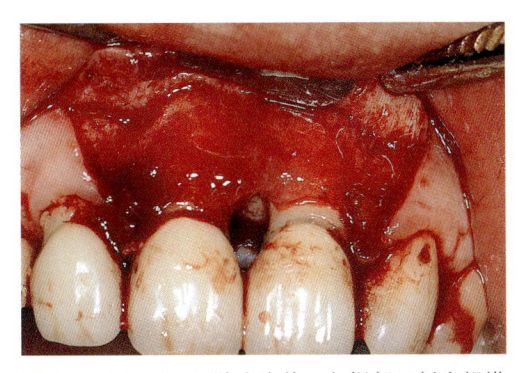

図 3 c　メンブレン除去直後，欠損部は新生組織で満たされている．

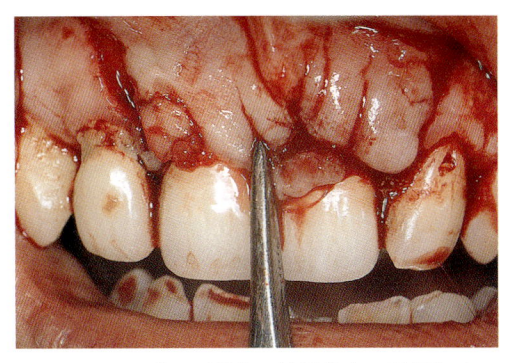

図 3 d　メンブレン露出の結果歯肉の退縮によって，新生組織を歯肉弁で完全に被覆できない．

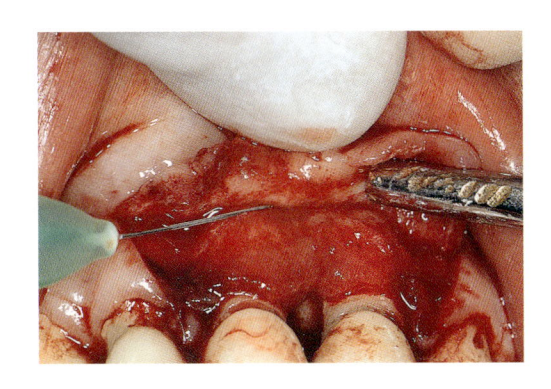

図 3 e　歯肉粘膜弁に減張を施すために骨膜上に浸潤麻酔を行う．

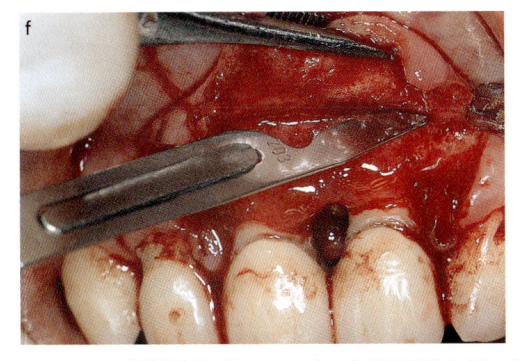

図 3 f，g　浸潤麻酔後 4〜5 分で減張切開を行った．よって，歯肉粘膜で新生組織を被覆することが可能となった．

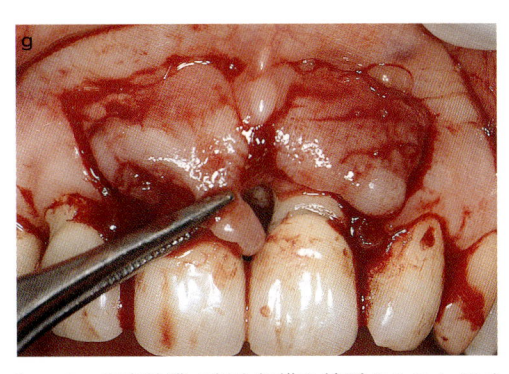

73

F．その他（レーザー麻酔）

　高齢社会を迎え全身疾患を伴った患者の歯科治療が，年々増えつつある．心疾患等の患者への浸潤麻酔下での治療は，麻酔薬に含まれる血管収縮剤であるエピネフリンは循環動態への影響もあることから注意が必要である．近年，Nd:YAGレーザーによる表面麻酔効果，知覚過敏および矯正治療に伴う疼痛への緩和効果また，歯髄の温熱閾値の上昇効果についての報告がなされている[9,10]．
　以上のことから麻酔効果が得られ，歯髄へのアプローチへの可能性が考えられた．
　以下に，下顎右側第一大臼歯，慢性潰瘍性歯髄炎と診断された心内膜炎の患者にレーザー麻酔を導入し疼痛閾値の上昇が得られ結果，ほとんど無痛的に抜髄を行った症例を示す（図1a～e）.

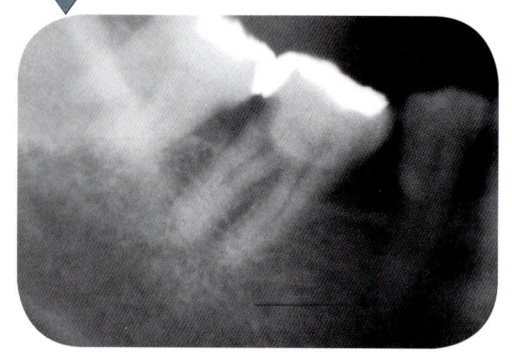

1　症例

図1a　エックス線写真．下顎右側第一大臼歯遠心歯頸部に歯髄腔に及ぶう蝕を認める（73歳，女性，慢性潰瘍性歯髄炎）．

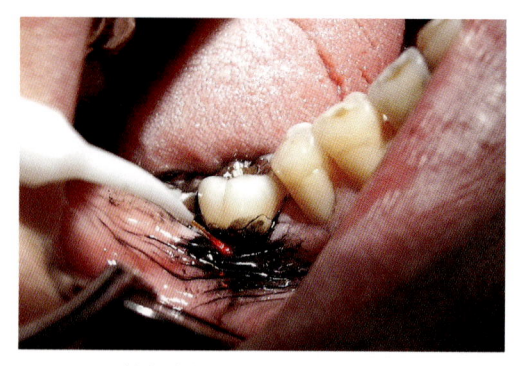

図1b　う蝕部（遠心歯頸部）をセメントにて仮封後，咬合面よりアクセス．患者が痛みを感じたところで，処置歯の歯肉粘膜移行部にNd:YAGレーザーで120J 10ppsで30秒照射中（5回ーインターバル）．

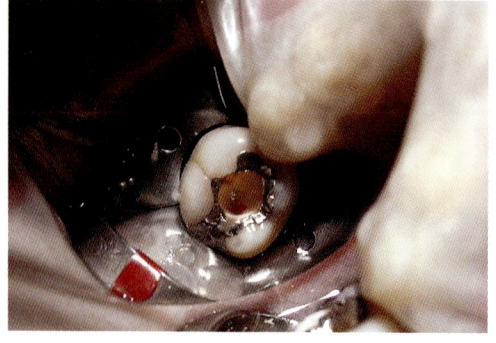

図1c　麻酔効果が得られたのを確認後，エアータービンにて露髄させた．

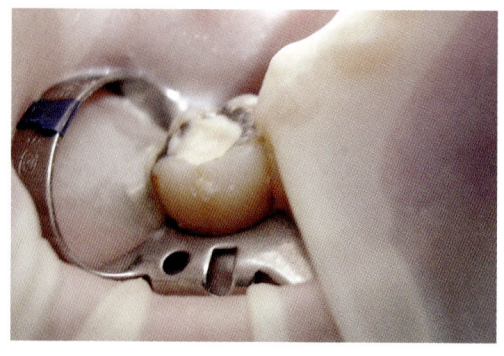

図1d　露髄面にネオパラホルムパスタを塗布し，グラスアイオノマーセメントで仮封した．

F．その他（レーザー麻酔）

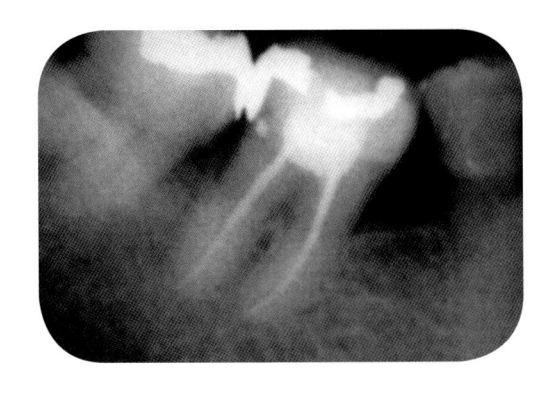

図1e　エックス線写真．失活抜髄後，根管充填を行った．
　考察：Nd:YAGレーザーの麻酔効果で歯髄閾値の上昇効果が得られ，失活剤の貼付が可能となり失活抜髄を行った．しかしながら抜髄処置自体を行うまでには至らなかった．今後のレーザー麻酔のさらなる疼痛緩和効果について検討に期待したい（症例写真は，鶴見大学歯学部第二歯科保存学教室：山口博康先生のご厚意による）．

おわりに

　以上，保存治療での局所麻酔を中心に述べてきたが，「歯の痛み，物が噛めない」ということは，患者にとって苦痛だけでなく，日常生活のうえで大きな支障をきたすといっても過言ではない．また，歯科治療で麻酔といっただけでも患者にとってはかなりの苦痛，不安を感じる．よって，局所麻酔で注射時の痛み，また不安感を最小限にする必要性がある．それは，患者にとって無痛的に麻酔が施行されることである．歯科麻酔の役割は患者の治療だけでなく，術者が治療を確実にそしてスムーズに行うためにも，正しく取り扱うことが重要と考える．
　最後に，患者自身の良好な口腔衛生状態が維持され，適切なメインテナンスが確立されれば長期にわたって健康な口腔状態の安定が期待できる[11]．

参考文献

1) 砂田今男，長田　保（編集）．最新歯内治療アトラス　第1版．東京：医歯薬出版，1992．
2) 福地芳則，長田　保，砂田今男（編集）．歯内治療学　第1版．東京：医歯薬出版，1982．
3) 須田英明，戸田忠夫（編集主幹）．エンドドンティクス21　第1版．京都：永末書店，2000．
4) 伊東　哲，山路輝彦，金子　譲，中久喜喬．保存治療における歯根膜内注射法の臨床成績．日歯麻誌 1984；12(2)：294-300．
5) Jan Lindhe, Thorkild Karring, Niklaus P. Lang. Clinical Periodontology and Implant Dentistry Fourth Edition, Blackwell Publishing Company, 2004.
6) 日下部善胤，中村治郎．GTR法による骨欠損を伴った歯周疾患および限局した歯肉退縮への応用．the Quintessence 1995；14(2)：119-129．
7) 日下部善胤，網野三和，櫻庭栄一，松井康太郎，野村典生，新井　高，中村治郎．チタン内蔵型GTR用メンブレンを用いた歯槽骨欠損への臨床的対応．鶴見歯学 2000；26(2)：167-178．
8) 日下部善胤．再生医療に関する治療指針(2)根分岐部病変に関する治療指針．現代の治療指針；全治両分野とカリオロジー．Quintessence, YEAR BOOK 2003, 276-277．
9) 山口博康，小林一行，佐藤恭道，長田玲子，菊地康次郎，櫻庭栄一，野村典生，新井　高，中村治郎．Nd:YAGレーザーの表面麻酔効果．日本レーザー歯学会誌 1998；9：9-12．
10) Yamaguchi H, Kobayashi K, Arai T. In Vivo Evaluation of Human Pulp Sensitivity After Nd:YAG Laser Irradiation. J Oral Laser Appli 2005；5：2．
11) 額田和子，石井美和，新垣京子，森　敦子，日下部善胤．当クリニックでのプラークコントロール，保健つるみ 2001；25：21-25．

11 全身疾患を有する患者の局所麻酔

A．全身疾患を有する患者の局所麻酔の基本的な考え方
①局所麻酔による全身疾患の急性増悪の原因を知る：痛み，緊張，血管収縮薬．
②患者情報の収集：観察と問診，主治医への対診．
③原因への対策：痛みと緊張を緩和し，自律神経刺激を軽減する．
④バイタルサインの観察：モニタリングの重要性．
⑤麻酔管理の要請：リスクの高い患者の全身管理は高次医療機関に要請する．
⑥救急処置への対応：医院の状況に応じた緊急時システムの整備．

B．疾患別の注意点
①疾患の分類：さまざまな全身疾患を分類整理し，対応を準備する．
②疾患の合併に注意する：高齢になるほど合併疾患が増加する．
③検査データの情報を得る．
④内服薬の情報を得る．
⑤主治医への対診書には，患者の歯科的病状と予定処置，使用する局所麻酔の種類と量（血管収縮薬の種類と濃度），患者管理の方法（モニター監視や鎮静法など）を必ず書き添える．
⑥対診などから得られた全身疾患の情報を基にして局所麻酔の方法を検討する．

局所麻酔時に注意すべき疾患分類の一例

（1）心・血管系疾患：高血圧症，虚血性心疾患，弁膜疾患，不整脈，心不全

（2）呼吸器系疾患：気管支喘息，COPD（慢性閉塞性肺疾患）

（3）代謝内分泌系疾患：糖尿病，副腎皮質機能低下症，甲状腺機能亢進症

（付）妊婦・授乳期の女性

B．疾患別の注意点

1　高血圧症

①起こりやすい偶発症：高血圧脳症，脳出血，急性左心不全，不整脈，狭心症，心筋梗塞．
②局所麻酔時の注意点：
1）モニター使用．
2）精神的，身体的ストレスの軽減（鎮静法の併用，表面麻酔の使用，細い針，ゆっくりとした薬液注入）．
3）血管収縮薬の選択（エピネフリンの総量を少なくする→広範囲の治療をさける，フェリプレシンの使用，短時間で侵襲が少ない処置には血管収縮薬の入っていないメピバカインを使用）．
4）確実な麻酔効果を待つ（ゆっくりと注入して効果発現まで十分に待つ：下顎臼歯部の麻酔で1/8万エピネフリン添加2％リドカインで5分）．

2　虚血性心疾患

①起こりやすい偶発症：狭心症発作，心筋梗塞，不整脈．
②局所麻酔時の注意点：高血圧症に準ずる．大量のフェリプレシンは冠状動脈を収縮させる．

3　弁膜症

①起こりやすい偶発症：急性左心不全，不整脈，狭心症，脳梗塞．
②局所麻酔時の注意点：高血圧症に準ずる．

4　不整脈

①起こりやすい偶発症：不整脈の悪化，頻脈，徐脈，急性左心不全，心停止，失神．
②局所麻酔時の注意点：高血圧症に準ずる．

5 心不全

①心不全とは：心臓のポンプ機能が低下した状態で左心不全と右心不全に分類される．

②左心不全：

　左室拍出量低下→末梢組織への血液供給低下→易疲労性

　静脈圧上昇→肺うっ血→ガス交換障害→呼吸困難

　右心不全：単独での出現は少なく左心不全に続発することが多い

　肺動脈圧上昇→右室拍出量低下→肝腫大→末梢静脈系うっ血→浮腫→腹水→チアノーゼ

③治療薬剤の影響：

　強心剤としてジギタリス，利尿剤としてフロセミドが用いられる．

　フロセミドの副作用：低K血症→ジギタリス中毒による不整脈（心室性期外収縮）が出現しやすい＝歯科治療によるストレスは心室性期外収縮を頻発させる可能性がある．

④必要な対応：モニター監視，鎮静法の併用（含む酸素吸入），疼痛ストレスの少ない局所麻酔，できるだけ静脈路を確保する．

〈心機能の理解〉

1）ポンプ機能の低下：心不全
2）冠状動脈の狭窄：狭心症，心筋梗塞
3）刺激伝導系の異常：不整脈

〈ポンプ機能〉

全身→大静脈→右心房→三尖弁→右心室→肺動脈弁→肺動脈→肺→肺静脈→左心房→僧帽弁→左心室→大動脈弁→大動脈→全身

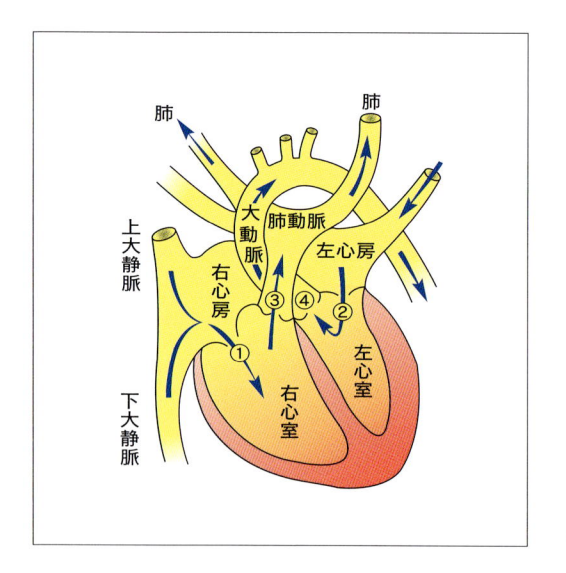

図1　心臓の模式図（西田百代：イラストでわかる有病高齢者歯科治療のガイドライン，クインテッセンス出版，2002より引用）．①三尖弁，②僧帽弁，③肺動脈弁，④大動脈弁．

B．疾患別の注意点

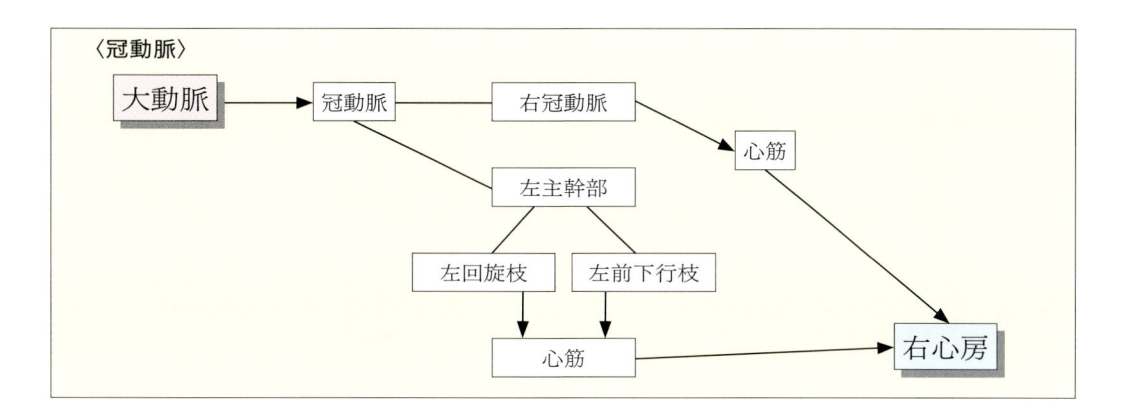

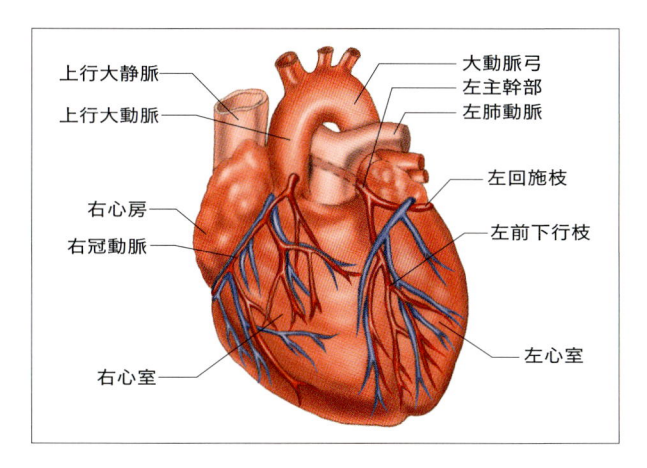

〈冠動脈〉

大動脈 → 冠動脈 → 右冠動脈 → 心筋
　　　　　　　　　左主幹部
　　　　　　　　　　├─ 左回旋枝
　　　　　　　　　　└─ 左前下行枝
　　　　　　　　　　　　↓　↓
　　　　　　　　　　　　心筋 → 右心房

図2　冠動脈．

〈刺激伝導系〉

洞結節（ペースメーカー）→心房全体（心房を収縮させ，心房に溜まった血液を心室に送血）→房室結節（心房と心室の電気の中継・調節）→ヒス束→右脚と左脚→プルキンエ線維（左右の心室の収縮により全身と肺に送血）

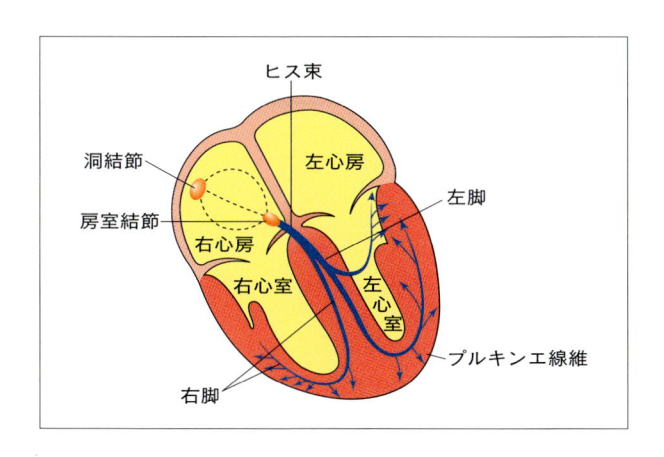

図3　心臓の刺激伝導系（西田百代：イラストでわかる有病高齢者歯科治療のガイドライン，クインテッセンス出版，2002より引用）．

11　全身疾患を有する患者の局所麻酔

＜基本的な検査項目＞

① TP（総蛋白）：血清中の蛋白総量・6.7〜8.3g/dℓ

② Alb（アルブミン）：血清中のアルブミン濃度・3.8〜5.3g/dℓ（低値は栄養不良）

③ A/G（アルブミン・グロブリン比）：1.1〜2.0（低値を示す疾患：甲状腺機能亢進症，低栄養，慢性炎症，肝硬変，自己免疫疾患，ネフローゼ症候群，骨髄腫など）

④ T-CHO（総コレステロール）：120〜219 mg/dℓ（高値を示す疾患：糖尿病，腎疾患，肝・胆道疾患，血液疾患，高脂血症など）

⑤ TG（中性脂肪）：30〜149 mg/dℓ

⑥ AST（GOT），ALT（GPT）：AST・10〜40IU/L，ALT・5〜45IU/L（高値を示す疾患：肝疾患，心筋梗塞，筋肉疾患，悪性腫瘍，溶血性疾患など）

⑦ LDH（乳酸脱水素酵素）：120〜240 IU/L（高値を示す疾患：肝炎，肝硬変，筋ジストロフィー，心不全，心筋梗塞，悪性腫瘍など）

⑧ ALP（アルカリフォスファターゼ）：100〜325 IU/L（高値を示す疾患：甲状腺機能亢進症，慢性腎不全，閉塞性黄疸，肝疾患，骨疾患など）

⑨ γ-GTP（γ-グルタミールトランスペプチターゼ）：成人男性0〜80 IU/L，成人女性0〜30 IU/L（高値を示す疾患：アルコール性肝炎，胆汁うっ滞など）

⑩ BUN（血中尿素窒素）：8〜23 mg/dℓ（腎機能の指標：高いと腎機能低下）

⑪ Cr（血清クレアチニン）：成人男性0.61〜1.0 4mg/dℓ，成人女性0.47〜0.79mg/dℓ（腎機能の指標：高いと腎機能低下）

⑫ GLU（血糖）：空腹時血糖70〜109mg/dℓ（随時血糖200mg/dℓ以上，早朝126 mg/dℓ以上，75g糖負荷試験で2時間値200 mg/dℓ以上のいずれかが確認されると糖尿病型）

⑬ HbA1c（ヘモグロビンA1c）：4.3〜5.8％（過去1〜2か月の平均的な血糖値を反映し，糖尿病治療の血糖コントロールの指標となる）

B．疾患別の注意点

6　気管支喘息

①喘息は，空気の通り道である気道(気管支など)に炎症が起き，空気の流れ(気流)が制限される病気．
②吸入ステロイドの普及により喘息死は2001年に3,980名まで減少しているが，軽症喘息例でも喘息死があること，吸入β_2刺激剤の単独頻回使用の副作用が問題．
③喘息治療薬は長期管理薬(コントローラー)と発作治療薬(リリーバー)に分類される．
④局所麻酔時に問題となるのは，リリーバーとして短時間作用性吸入β_2刺激剤(塩酸プロカテロール：メプチンエアー®)の頻回使用時：心拍数，血圧上昇に注意が必要，局所麻酔のエピネフリン量に注意．

7　COPD(慢性閉塞性肺疾患)

①COPDは別名タバコ病と呼ばれ患者の90％以上が喫煙者．
②気道病変タイプ：気道の慢性炎症により気道が細くなる．
③気腫タイプ：肺胞がつぶれてくっつきあい空気がたまり膨れ上がる．
④高血圧症，心不全，糖尿病などを合併することが多い．
⑤治療薬として使用されるβ_2刺激剤(フェノテロール，サルブタモールなど)は使用量によって頻脈，不整脈など心血管系への作用も有するので，局所麻酔のエピネフリン量に注意が必要．
⑥ステロイドの長期内服による副腎機能抑制に注意(噴霧薬の局所使用は問題ない)．

8　糖尿病

①随時血糖200mg/dℓ以上，早朝126mg/dℓ以上，75g糖負荷試験で2時間値200mg/dℓ以上のいずれかが確認されると糖尿病型．
②内科を受診し，血糖値がコントロールされていれば，局所麻酔に伴うストレスで高血糖性昏睡は起きない．また，添加エピネフリンも問題とならない．
③治療で用いるインシュリンや血糖降下薬で生じる低血糖性昏睡に注意が必要．治療前には食事などの糖の補給が必要で，局所麻酔の麻痺により処置後の食事が長時間取れないときの対応を準備する(患者は角砂糖や飴を用意していることが多い)．
④高血圧症，虚血性心疾患，腎障害などの合併に注意．

9　甲状腺機能亢進症

①甲状腺ホルモンの過剰産生により血中ホルモン値が上昇する病態．甲状腺刺激自己抗体が産生されるバセドウ病，ホルモン産生腫瘍によるプランマー病，甲状腺刺激ホルモンの過剰産生を生じている場合，甲状腺ホルモン受容体の異常症などが含まれる．主たる疾患はバセドウ病で，軽症なものを含めると人口の2～3％程度に存在し，その80％は女性である．

②交感神経の感受性が亢進しているので，歯科診療時のストレスと局所麻酔薬中のエピネフリンによって交感神経刺激症状が誘発される．

③甲状腺機能が正常でなければ歯科治療は行わない．未治療の場合，不整脈，鬱血性心不全，肺水腫，甲状腺クリーゼなどを発生させる危険性が高い．とくに甲状腺クリーゼは致死率が高い．

④甲状腺機能が正常にコントロールされている場合でも，身体的，精神的ストレスの軽減が必要．モニター監視下に鎮静法を施行し，エピネフリン添加局所麻酔薬の使用を避ける．

10　副腎機能低下症

①アジソン病，下垂体機能低下症，続発性副腎機能低下症（長期ステロイド療法による）などにみられる．

②副腎皮質ホルモンの中でグルココルチコイド・ホルモンはストレスホルモンとしてさまざまな機能の予備力維持に重要な役目を果たしている．これが不足すると，歯科治療の侵襲や痛みのストレスによって副腎クリーゼ，意識障害，低ナトリウム血症などの重篤な症状を呈する．

③副腎皮質機能，血中グルココルチコイド・ホルモン値（5μg/dℓ 以下が低値）の評価が重要．長期ステロイド療法を受けている患者が医師の指示なくステロイド療法を中止している場合，副腎が萎縮している可能性が高いので注意が必要．アジソン病は慢性の原発性副腎皮質低下症で，副腎皮質の90％以上が破壊されている．結核性20％，特発性（自己免疫性副腎炎）80％で，現在では自己免疫機序，ACTH に対する受容体の問題などが注目されている．

④副腎機能低下と与えるストレスの程度によってステロイドカバーを必要とするため，主治医との相談が必要である．

11 妊婦・授乳期の女性

①臨床的には歯科用局所麻酔薬の通常使用量は大きなリスクにはならないことは経験的によく知られている．

②しかし，歯科用局所麻酔薬の妊婦への安全性は確立されていない（臨床で人の妊婦への研究はほとんど不可能なため）事実を十分認識しなければならない．

③局所麻酔が臨床的に必要と思われる場合は使用する．動物実験の結果と歯科における1回使用量の少なさから類推して，局所麻酔を使用しない場合の疼痛ストレスが妊婦に与える影響よりリスクは小さいと判断される場合がほとんどである．

④伝達麻酔は行わない．胎羊は成羊に比べてリドカインの毒性に対する感受性が低く，また胎盤にはリドカインのクリアランス作用があるが，下顎孔伝達麻酔による痙攣は中毒量以下での発症が報告され，その原因はいまだにはっきりしていないため．

⑤授乳期の女性への局所麻酔による乳幼児へのリスクはきわめて小さい（一般的に乳汁中への薬剤移行は投与量の1～2％以下）．ただし生後1週間以内の新生児は薬の代謝能力が低いことに注意（授乳終了後の処置にしたり，搾乳や人工乳の使用を検討する）．

参考文献

1) 森崎市次郎，緒方克也，向井美恵（編集）．障害者歯科ガイドブック．東京：医歯薬出版，1999．
2) 東京都立心身障害者口腔保健センター．障害者歯科医療ハンドブック．社団法人東京都歯科医師会，2003．
3) 瀬畑宏．これから始める障害者歯科．東京：一世出版，2002．
4) 西田百代．イラストでわかる有病高齢者歯科治療のガイドライン．東京：クインテッセンス出版，2002．
5) 西田百代．有病高齢者歯科治療の実例集．東京：クインテッセンス出版，2001．
6) 高杉嘉弘．歯科臨床医のための疼痛管理と全身管理の基本．東京：学建書院，2000．
7) 古屋英毅，束理十三雄（編集）．新歯科麻酔学の手びき．東京：学建書院，2002．
8) 金子譲，大曽根洋（編集）．最新・歯科局所麻酔ハンドブック．東京：ヒョーロン・パブリッシャーズ，2001．
9) 泉孝英（編集）．ガイドライン外来診療2005．東京：日経メディカル開発，2005．
10) 佐々木次郎．臨床検査値に目を慣らそう．大阪：シオノギ製薬，2006．

12 障害者・高齢者の局所麻酔時の注意事項

A．障害者への局所麻酔の基本的な考え方
① 障害の有無に関わらず，歯科治療に伴う疼痛を与えない確実な局所麻酔が必要である．
② 治療の必要性を理解できない知的障害者や自閉症，また脳性麻痺患者のように不随意運動や反射性の運動を起こす患者への局所麻酔は行動調整法の一環として重要である．
③ 治療中の痛みの持続は不適応行動の原因となる．
④ 治療中の痛みは心身の緊張を増幅する．
⑤ 局所麻酔はできる限り無痛的に行う．
⑥ 局所麻酔薬は処置の内容に応じた適量を用いる．
⑦ 広範囲の局所麻酔は行わない．
⑧ 術後の咬傷に注意する．
⑨ 患者のバイタルサインの確認(モニターの併用)．
⑩ 鎮静法の併用が有効な場合がある．

B．行動調整の一環としての局所麻酔
① **確実な局所麻酔は歯科治療を円滑にする**：歯科治療に不適応行動をとる障害者にとって局所麻酔を行うことは一見ハードルが高いように思えるが，**基本的な対応**(声かけ，TSD 法，10カウント，系統的脱感作など)により局所麻酔が受け入れられれば，円滑な歯科治療が可能になる．局所麻酔を行わない痛みを伴った治療の連続のほうが不適応行動を助長する(図1)．

1 基本的な対応

- Tender Loving Care(愛情を持ち丁寧に優しく接すること)を対応の基本とする．
- 言葉を理解していないと思われる患者にも必ず声かけをする(言霊の応用)．
- まず，これから何をするかを必ず説明する：TSD(Tell-Show-Do)法で説明する．
- 婉曲語法を用いる：局所麻酔→"歯を眠らせるよ""びりびりだよ"など．
- 10カウント：局所麻酔薬注入時に術者は無言ではいけない，ゆっくりと10を数える．
- ボイスコントロール：局所麻酔時におとなしく上手にできているときは静かに優しく話しかけるが，急に顔を動かすなど危険な場合は厳しく大きな声で制止する．
- 賞賛と Body Language：指示どおりにできたことを十分にほめて達成感を与える．このとき肩を軽くたたくなど体の一部を触れると達成感を強化することができる．

図1

B．行動調整の一環としての局所麻酔

> **②鎮静法の併用は局所麻酔を受け入れやすくする**：局所麻酔を受け入れにくい患者には吸入鎮静法や静脈内鎮静法の併用を早期に行う．とくにプロポフォールを用いた静脈内鎮静法は確実な鎮静と調節性を兼ね備えているので，さまざまなレベルの不適応行動に対応できる（図2〜5）．

2 プロポフォールの応用

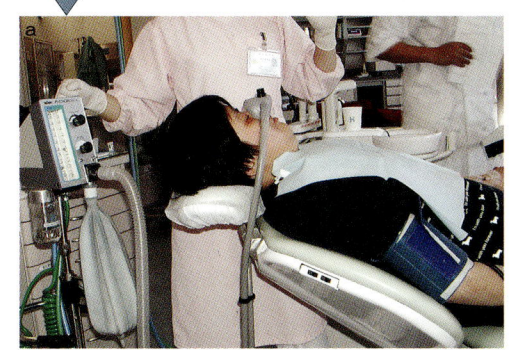

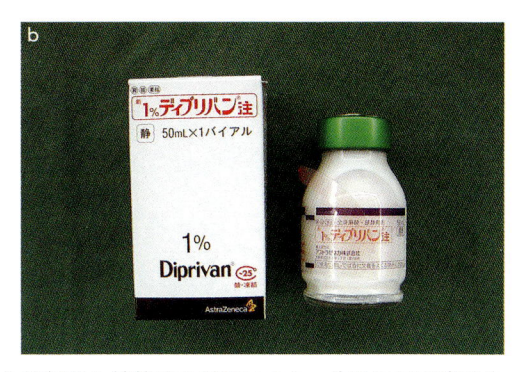

図2a, b　a：プロポフォールを用いた静脈内鎮静法と笑気吸入鎮静法の併用により，容易に局所麻酔を実施できる．b：プロポフォール．

3 オーラルガードと万能開口器

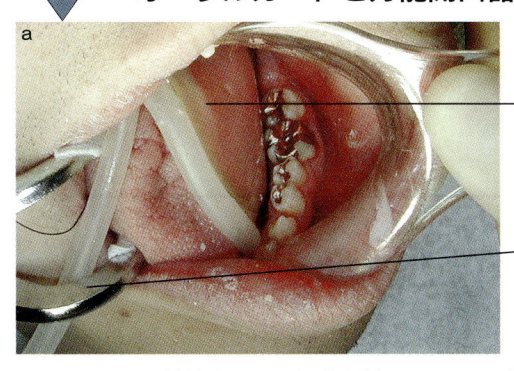

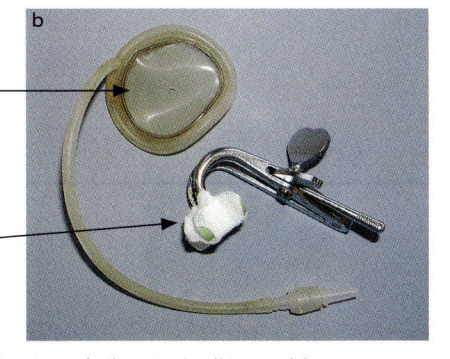

図3a, b　a：鎮静法による行動調整によって，確実な局所麻酔に必要な術野を確保できる．b：オーラルガード（上）と万能開口器（下）．

4 モニタリング

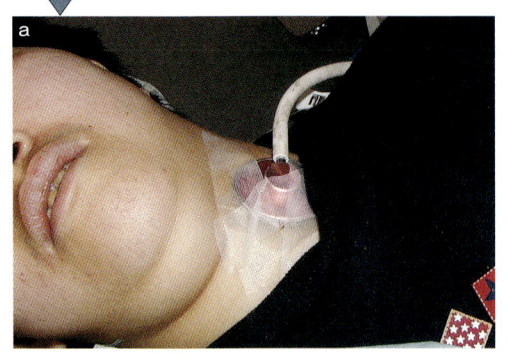

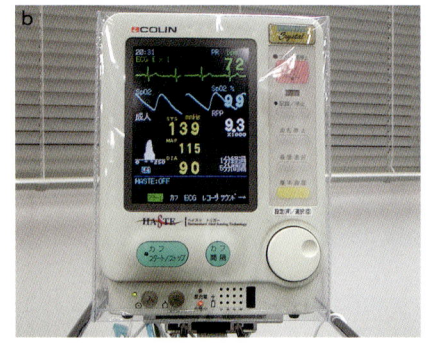

図4 a, b　プロポフォールを用いた静脈内鎮静法には頸部聴診とモニター監視が不可欠である．

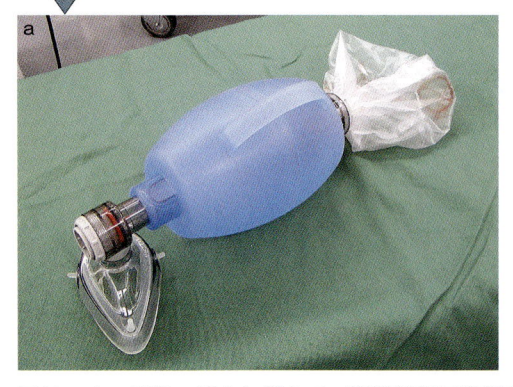

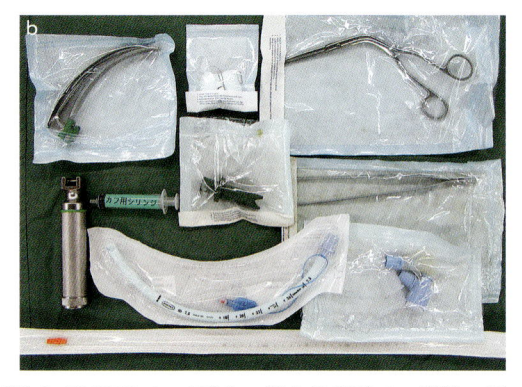

5 救急時の準備

図5 a, b　呼吸の停止に備えて，閉鎖循環回路(麻酔器)やAMBUバッグ(a)の備えが必要で，挿管の用意(b)があればさらに安心である．

B．行動調整の一環としての局所麻酔

③**局所麻酔時には物理的身体抑制が必要なこともある**：精神愛護の立場から物理的身体抑制は患者にとって好ましくない．しかし，診療を優先しペインコントロールの目的で局所麻酔が必要になることは多い．この場合，物理的身体抑制は行動調整の一環として計画し，正しい安全な抑制法と術後の精神的フォローが必要である（図6，7）．

6 物理的身体抑制法

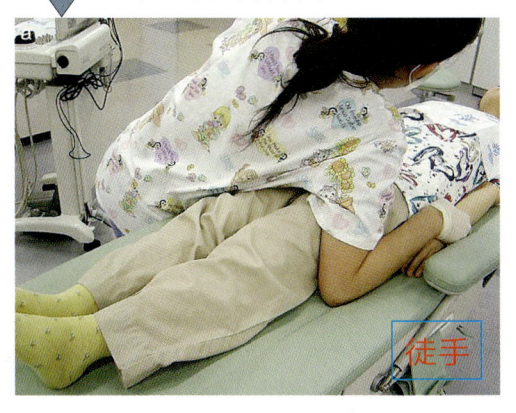

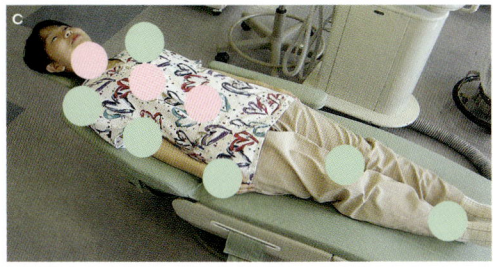

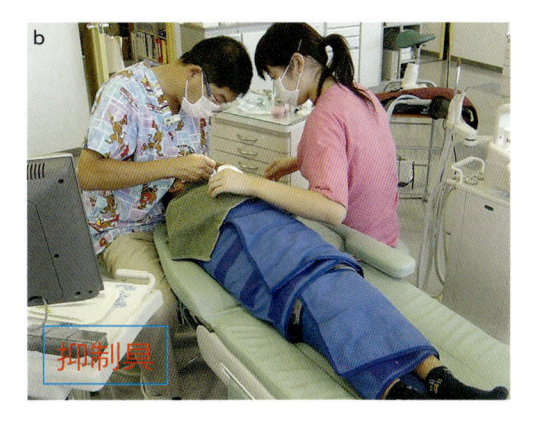

図6a〜c　物理的身体抑制法．a：徒手．b：抑制具．c：●首，胸部，腹部の抑制は避ける（内臓圧迫に注意）．●抑制時は肩や肘，膝などの関節を抑え，膝の蹴り上げなどには十分注意する．

7 術者・アシスタントによる固定と抑制

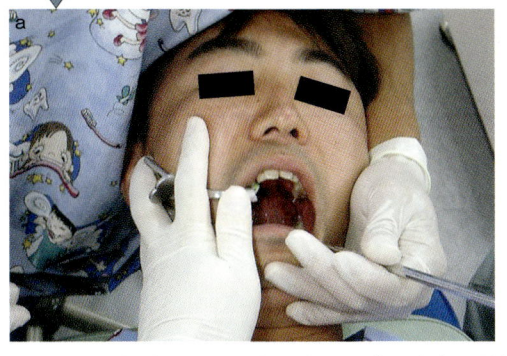

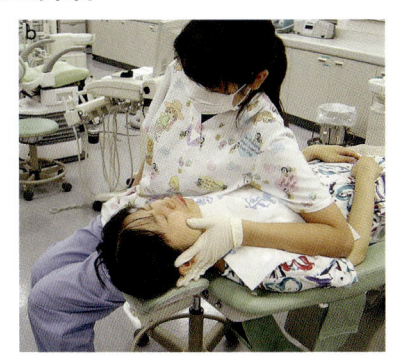

図7a，b　術者による頭部固定．左腕と脇腹で頭部を固定する（a）．アシスタントによる頭部固定と上半身の抑制（b）．①ユニットに腰掛け，椅子の位置は2〜3時．②上半身をできるだけ患者側に倒し，脇腹や左上前腕で患者の肩の抑制と手の挙上に対応する．③左手で頭部固定や開口器の保持をする．

④**広範囲な局所麻酔は行わない**：広範囲な局所麻酔は術後の不快感が強く，行動調整の妨げになることがあるので，治療回数が増えても限局的な麻酔にとどめる．基本的に伝達麻酔は行わない．どうしても早期に広範囲の治療が必要な場合は全身麻酔法を選択する．

⑤**必ず表面麻酔を行う**：局所麻酔の不快感は，針入の疼痛，薬液注入の疼痛，術後の麻痺感に大別される．針入の疼痛は細い針（図8a）と確実な表面麻酔によってほとんど取り除ける．

⑥**薬液注入時の疼痛緩和には電動式注射器（図8b，c）が有効**：手動式に比べてゆっくりと一定の速度で注入できるので薬液注入時の不快感を軽減する．また，一般的な注射器と形態が違うので視覚的な恐怖心を緩和することもある．

8 電動式注射器の応用

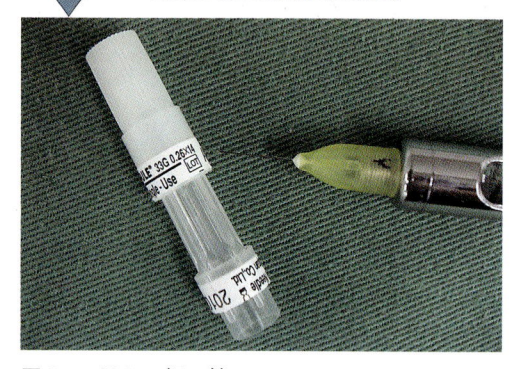

図8a　33Gの細い針．

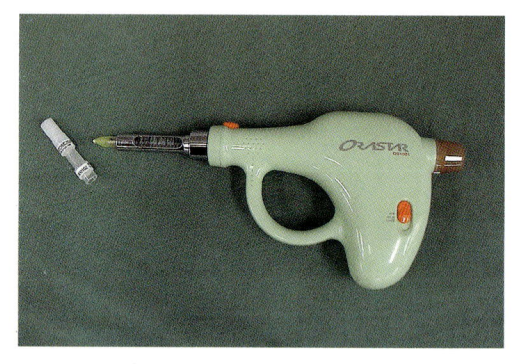

図8b　電動式注射器．

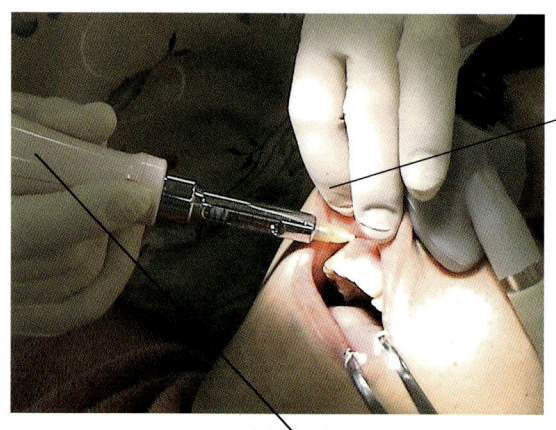

図8c

頭振りなどの体動に備えて口唇排除を指で行う場合は，針刺し事故に十分注意する．

電動注射器はゆっくりと薬液を注入し不快感を軽減する．また，注入に時間をかけると薬液が軟組織に広がらないので，必要最小限の薬液量で麻酔効果がある．

B．行動調整の一環としての局所麻酔

⑦術後の麻痺に伴う咬傷を予防する（図9a〜c）：
・付き添い者に局所麻酔を行ったことを伝え，咬傷の可能性を説明する．
・限局的な麻酔を行う．
・処置内容に応じては短時間作用性の麻酔薬を用いる．
・粘着テープ貼付による予防．

9　咬傷の予防

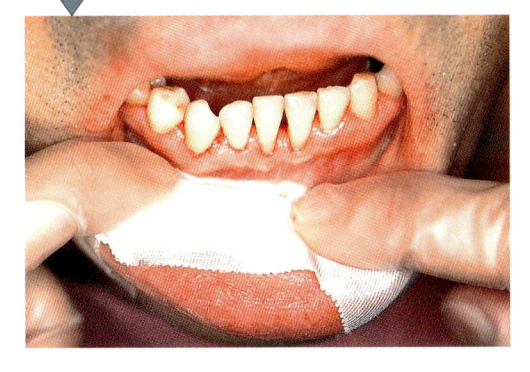

図9a　咬傷は下口唇に多い．下口唇の内面にのみテープを貼付した場合．

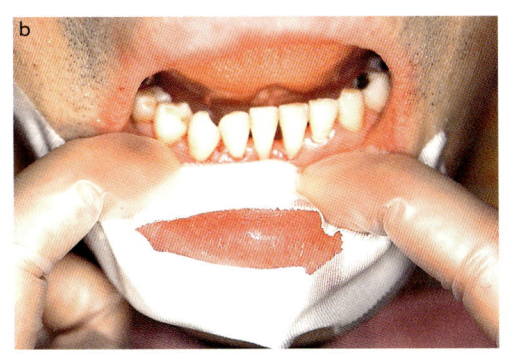

図9b, c　下口唇の内面と外面にテープを貼付した場合．

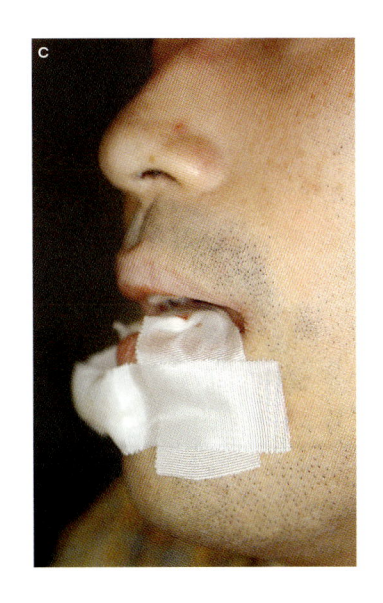

12　障害者・高齢者の局所麻酔時の注意事項

⑧**術者と患者の診療姿勢に配慮する**（図10a～f）：
- 局所麻酔施行時の体動は極めて危険．
- 体動に備えて患者の頭部固定や体幹の抑制を行う．
- Dangerous Zone を避けた注射筒の受け渡し．
- 器具を用いた抑制を行う場合はバイタルサインに十分注意する（とくに呼吸管理）．
- 車椅子に乗ったままの診療姿勢は術者に無理な姿勢を要求する．

10　術者と患者の位置

図10a

Dangerous Zone で注射筒の受け渡しは行わない．とくに眼の周囲では厳禁．

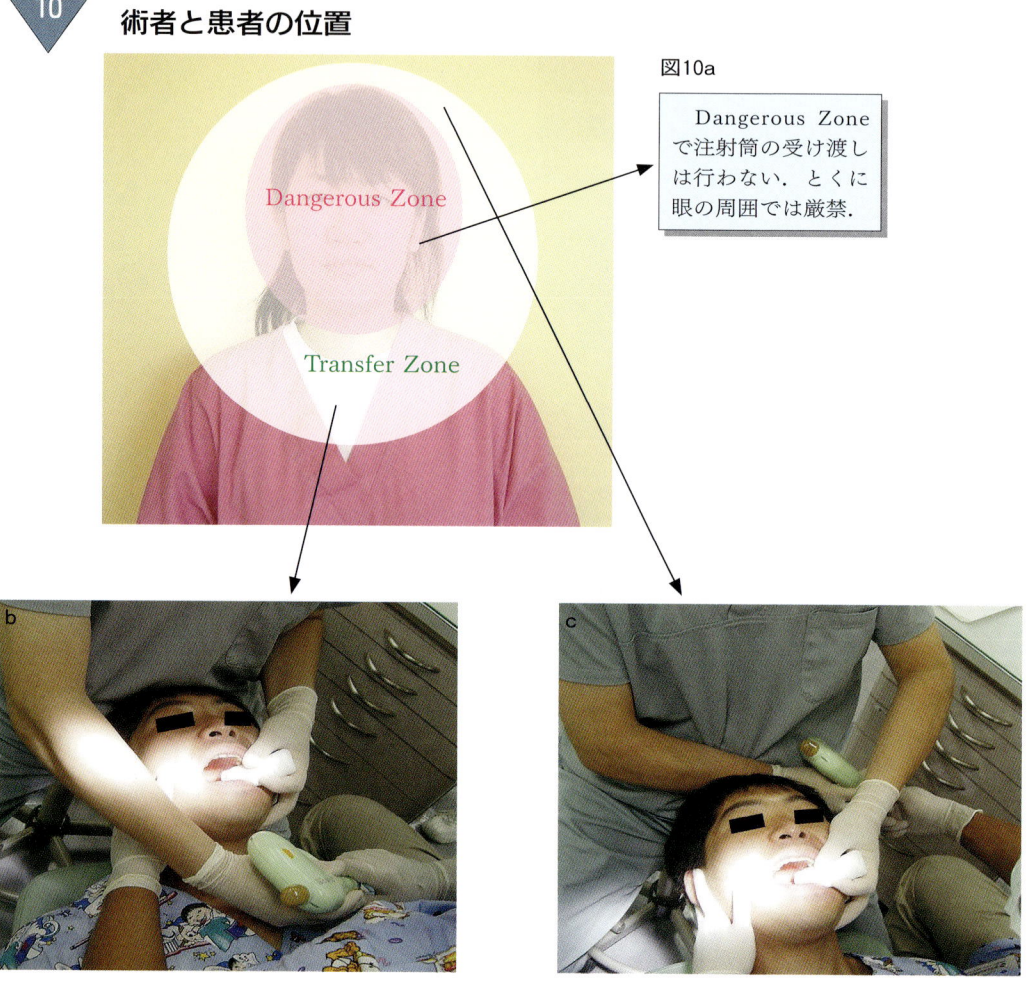

図10b，c　上部 Transfer Zone で注射筒を受け渡すときは，術者の前腕への針刺し事故に注意．また，右肘の動きが制限されると針先が Dangerous Zone に入ることがあるので，周囲の障害物には十分に注意する．

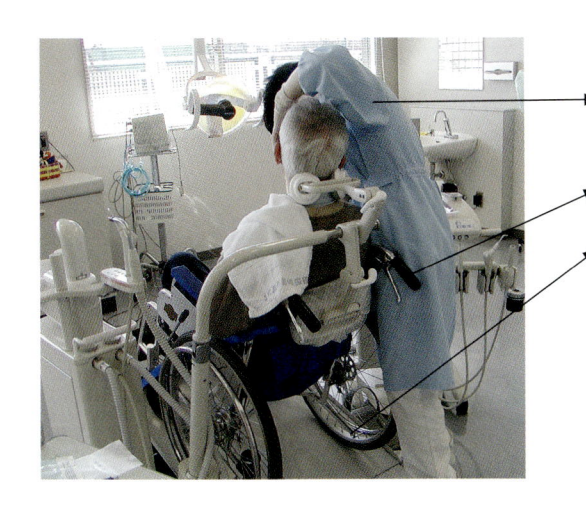

B．行動調整の一環としての局所麻酔

図10d
患者が車椅子に乗ったままでの診療姿勢は術者に無理な姿勢を要求する．車椅子のハンドルや車輪は診療の障害になる．術者はできるだけ車椅子に密着して作業しなければならない．

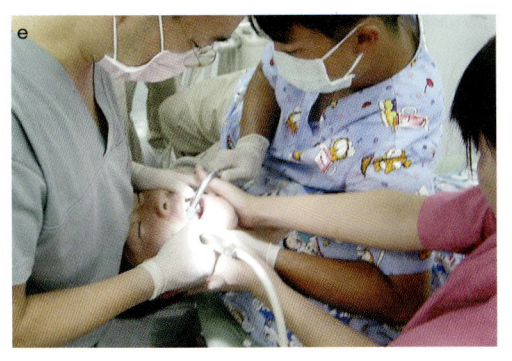

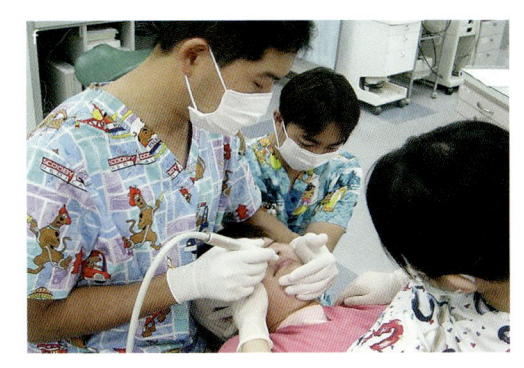

図10e，f 局所麻酔施行時の体動は極めて危険なので，著しい頭部の動きを抑えるために第二アシスタントによる頭部固定が必要になる場合がある．e：術者前方からの頭部固定．f：術者後方からの頭部固定．

参考文献

1) 森崎市次郎，緒方克也，向井美恵（編集）．障害者歯科ガイドブック．東京：医歯薬出版，1999．
2) 東京都立心身障害者口腔保健センター．障害者歯科医療ハンドブック．東京：社団法人東京都歯科医師会，2003．
3) 瀬畑宏．これから始める障害者歯科．東京：一世出版，2002．
4) 酒井信明，緒方克也．歯科衛生士のための障害者歯科．東京：医歯薬出版，2001．
5) 大津為夫．障害者歯科のための行動変容法を知る．東京：クインテッセンス出版，1999．
6) 高杉嘉弘．歯科臨床医のための疼痛管理と全身管理の基本．東京：学建書院，2000．
7) 古屋英毅，束理十三雄（編集）．新歯科麻酔学の手びき．東京：学建書院，2002．
8) 金子譲，大曽根洋（編集）．最新・歯科局所麻酔ハンドブック．東京：ヒョーロン・パブリッシャーズ，2001．

13 小児患者に対する局所麻酔のコツ

はじめに

　小児は成人患者と異なり精神的に未熟であるため，疼痛を伴う処置にはとくに注意を払う必要がある．そのため，小児患者に対する歯科臨床において局所麻酔はとくに重要な処置となる．小児歯科における局所麻酔は，治療全体の成否を分ける重要な因子であるといえる．日常臨床において最も多用される浸潤麻酔は本来，術中の疼痛を避けるためのものであるが，浸潤麻酔の施術に伴う疼痛のために小児患者は非協力状態となる場合が珍しくない．そこで，本章では小児患者（とくに低年齢児）に対し，円滑に，また協力的に浸潤麻酔の導入を行うために必要な配慮について述べる．

〈基本的注意事項〉
1) 診療中は注射器を患児の目に触れさせない．
2) 術者，アシスタントのみならず保護者にも「注射」という言葉の使用を避けるように注意する．
3) 表面麻酔の使用を心がける．
4) 麻酔薬剤の不快な味によって非協力状態となる場合もあるため，薬剤が患児の舌に触れないように注意する．
5) 術者とアシスタントは患児の協力を得るために十分な話しかけを行う．
6) 笑気吸入鎮静法の併用は有効である．
7) 施術後の咬傷に注意する．

A．浸潤麻酔の準備（図1a～f）

〈ポイント〉
　麻酔器具の準備は患児の目に触れない場所で行うことが望ましい．不用意にワークテーブルの上に置くことは避け，アシスタントが注射器を患児の視野に入らないように術者に手渡すようにする．
　ワークテーブル上に一時的に置く場合には，オートクレーブ用の滅菌パックや，ペーパータオルなどで注射器と認識できないようにしておく．

A．浸潤麻酔の準備

1 浸潤麻酔用薬剤および器具

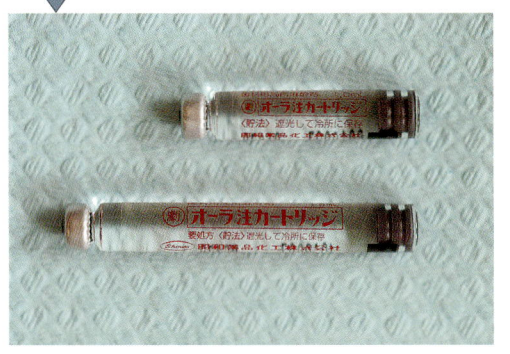

図1a 浸潤麻酔用カートリッジ(1.8および1.0ml)．通常の1～2歯のう蝕処置，歯冠修復処置における浸潤麻酔では麻酔液の使用量1.0mlで十分に奏功する．術後の咬傷を防止するため，麻酔液の量は必要最小限にとどめるべきである．

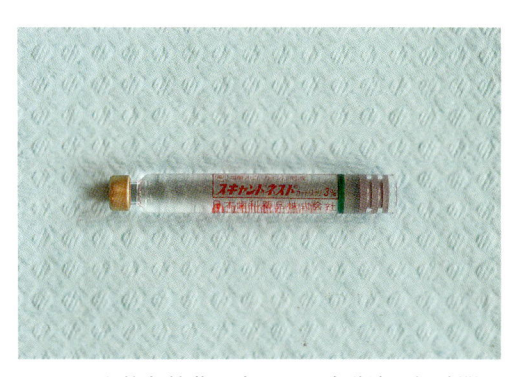

図1b 血管収縮薬を含まない麻酔液．短時間で終了する処置であれば，血管収縮薬を含まない麻酔液を選択したほうが，術後の麻痺感が早く消失するため，術後の咬傷を回避しやすい(観血処置では出血が長引くことがある)．

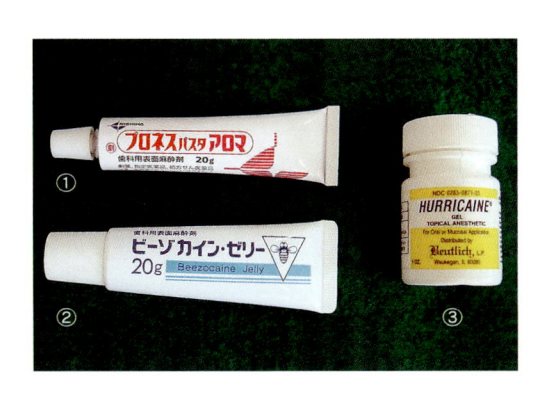

図1c 各種表面麻酔薬．刺入時の痛みを軽減するため，表面麻酔を使用する．小児に用いる表面麻酔薬は甘い香りのするものが好ましい．
①プロネスパスタアロマ®(10%アミノ安息香酸エチル，1%塩酸ジブカイン，1%塩酸テトラカイン)
②ビーゾカインゼリー®(20%アミノ安息香酸エチル)
③ハリケイン®ゲル(20%アミノ安息香酸エチル)

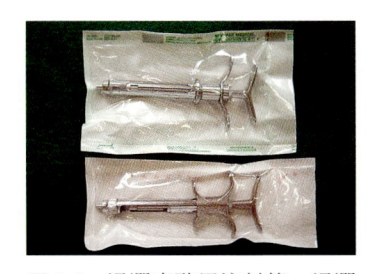

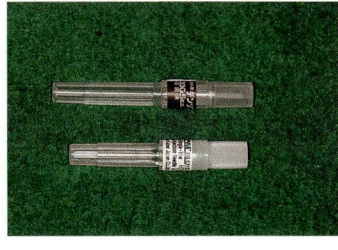

図1d 浸潤麻酔用注射筒．浸潤麻酔用注射筒は滅菌パックに包み，オートクレーブ滅菌を行う．カートリッジと注射針をセットした後，開封した滅菌パックに注射器を入れておくと患児の目に触れないように準備できる．

図1e 浸潤麻酔用注射針2種(#30G，#33G)．刺入時の痛みを緩和するため，できる限り外径の小さい注射針を選択する．細い注射針を使用することにより，薬液の注入速度も小さくすることができる．

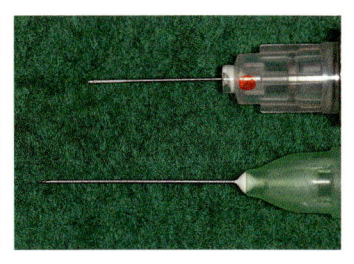

図1f 浸潤麻酔用注射針(先端)．33ゲージ(上)，30ゲージ(下)．針先の長さが異なるため，処置に応じて使い分ける．低年齢で麻酔に慣れていない場合には#33ゲージの針を用いる．

93

B．表面麻酔の塗布（図2a〜f）

〈ポイント〉

　小児の浸潤麻酔を施術する際には，刺入時の痛みを極力軽減するために表面麻酔が有効である．薬剤が舌に触れないようにロールワッテによる防湿を行う．

2　表面麻酔薬の塗布

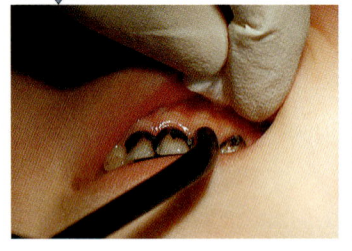

図2a 粘膜表面の乾燥．麻酔部位にロールワッテを挿入し，防湿を行う．刺入部位根尖相当の粘膜表面をJ綿球にて消毒し，スリーウエイシリンジにて乾燥させる．

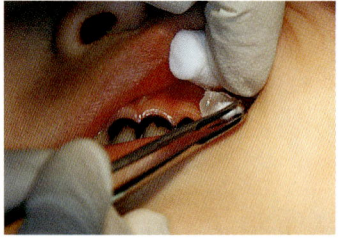

図2b 表面麻酔薬の塗布．簡易防湿下において小綿球または綿棒により表面麻酔薬の塗布を行う．根尖相当部の歯槽粘膜に軽く塗布する．

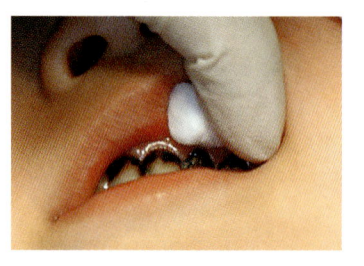

図2c 表面麻酔塗布後の保持．表面麻酔が粘膜に浸透し，奏功するまでの間（1〜2分間）はロールワッテを左手の手指で保持し，唾液中に麻酔薬が混入することを避ける．

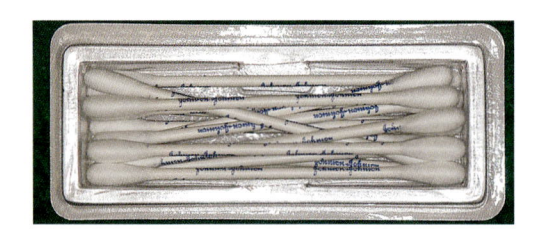

図2d 滅菌綿棒．患児が低年齢でピンセットを怖がる場合には，滅菌綿棒を用いる．綿棒は家庭でも使用していることが多く，患児が見慣れていると協力を得やすい．

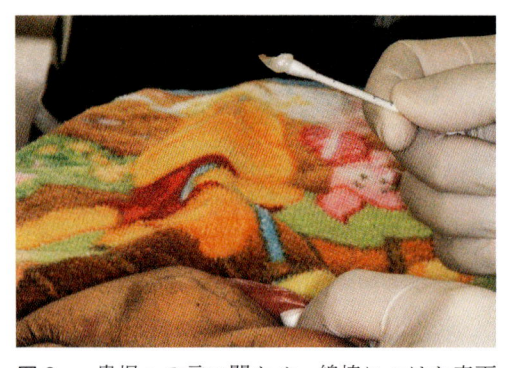

図2e 患児への言い聞かせ．綿棒につけた表面麻酔のペーストを患児に見せ，話しかけながら塗布を行うと患児の協力を得やすい．とくに低年齢児では「注射」という言葉を使用しないように保護者にも協力を求める．

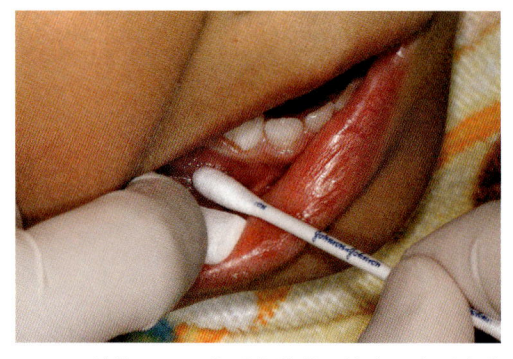

図2f 綿棒による表面麻酔薬の塗布．表面麻酔剤を塗布しながら，「歯の眠り薬」のクリームであることを言い聞かせる．

C. 器具の受け渡し（図3a〜c）

〈ポイント〉

麻酔器具が患児の視界に入らないように注意する．注射器はアシスタントが患児の頭部の後方で術者に手渡し，続いて注射針のキャップをはずすようにする．水平位で処置を行う場合には，患児の胸の上で器具の受け渡しを行うと術者は操作しやすい（患児が協力的であり，体動がない場合）．

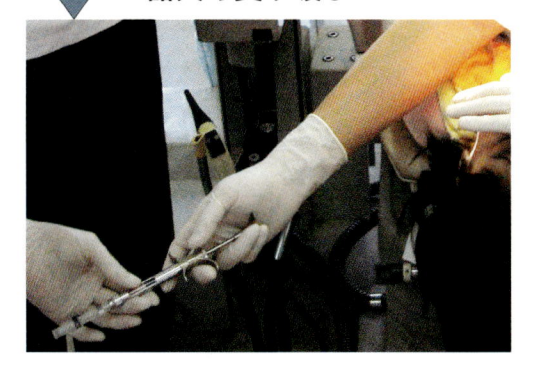

3 器具の受け渡し

図3a　器具の受け渡し．アシスタントは患児の視界に入らないように注意して注射器の受け渡しを行う．術者は左手で口腔内のロールワッテを保持しながら話しかけを行い，患児の注意をそらすようにする．

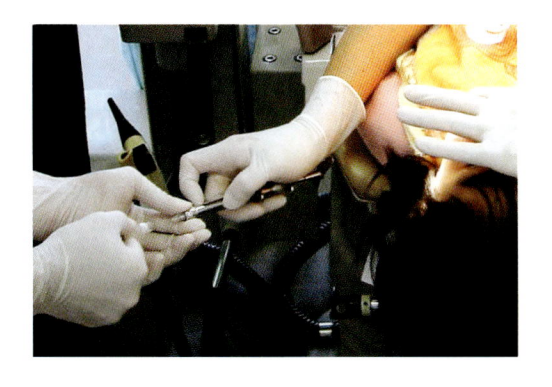

図3b　キャップの撤去．術者は左手で口腔内のワッテを保持しているため，アシスタントがキャップを撤去するとその後の施術が容易になる．このとき，アシスタントは注射筒を軽く保持しながらキャップを撤去する．

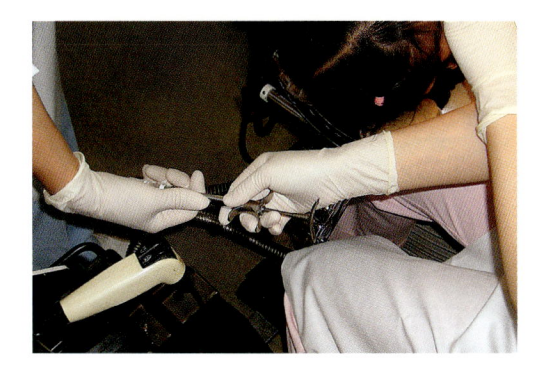

図3c　器具の受け渡し（頭部後方）．術者が患児に対して9時の方向で操作する場合（右側の歯に対する処置を行う場合），患児の頭部の後方で器具の受け渡しを行うと注射器が患児の視界に入らない．

D. 浸潤麻酔の刺入（上顎前歯部）（図4 a～d）

〈ポイント〉

　第一刺入点は短時間で薬液の注入が可能で，痛点の少ない根尖相当の歯槽粘膜から歯肉頬移行部にかけての範囲に設定する．表面麻酔を1～2分間作用させ，わずかに薬液を出しながら刺入する．最初の刺入時は針先が粘膜表面から5ミリ以内の位置にとどめると患児の痛みが少ない（骨面に注射針の先端を当てないように注意する）．

4　上顎前歯部への刺入

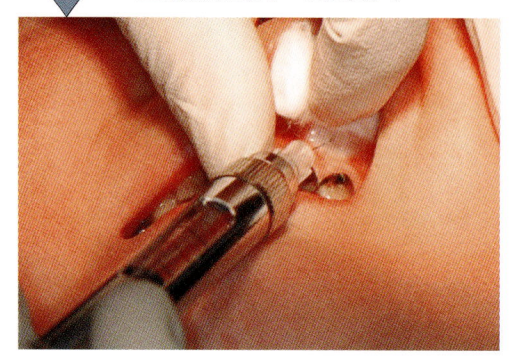

図4a　上顎前歯根尖部への刺入．口唇を上方に挙上して粘膜を緊張させながら，根尖相当の歯槽粘膜に刺入すると刺入時の痛みが緩和される．刺入とほぼ同時に薬液を注入する（0.2～0.3ml）．

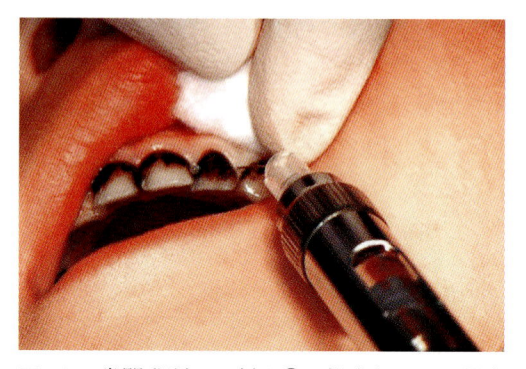

図4b　歯間乳頭への刺入①．根尖部への浸潤麻酔の後1～2分間待って，患歯の遠心側歯間乳頭へ刺入する．第二の刺入で痛みを訴えることはほとんどない．刺入点の遠心側にロールワッテを挿入し，漏出した薬液を吸い取る．

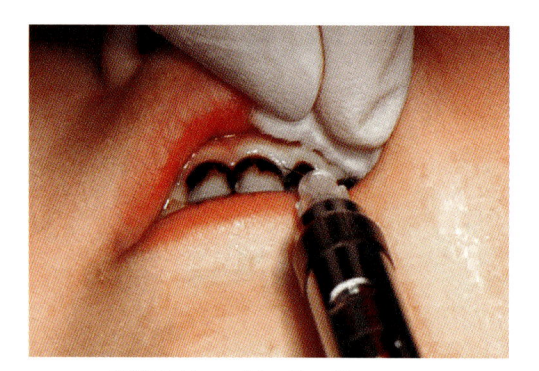

図4c　歯間乳頭への刺入②．続いて近心側歯間乳頭へ刺入する．患児が低年齢である場合，バキュームによる吸引を嫌がることが多いため，ワッテの挿入は効果的である．麻酔剤が患児の舌に触れると苦味のために非協力状態となることがある．

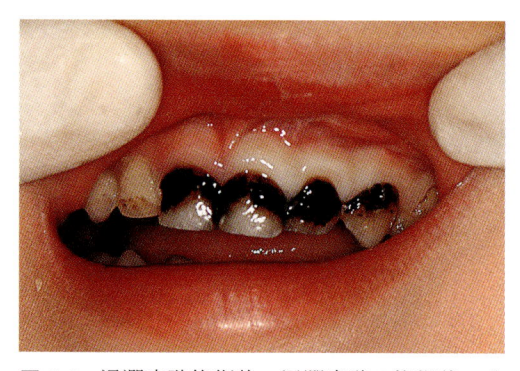

図4d　浸潤麻酔施術後．浸潤麻酔の施術後，十分な麻酔の効果が発現するのを待って処置を開始する（4～5分間）．治療開始前に探針で触診を行い，麻酔効果を確認する．

E. 浸潤麻酔刺入時のアシスタントによる補助

E. 浸潤麻酔刺入時のアシスタントによる補助（図5a〜c）

〈ポイント〉

　アシスタントは，患児の手と頭部の動きをコントロールできる位置に待機する．このとき，最初から患児の頭部や手を押さえるのではなく，軽く手を添えておき不意の動きに対処できるようにする．はじめから強く押さえると患児の身体にも力が入り，身構えてしまうため，非協力状態になりやすい．

5　刺入時のアシスタントによる補助

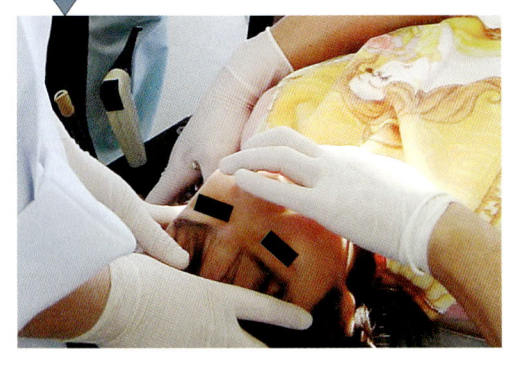

図5a　刺入時の頭部の固定．根尖相当部粘膜への最初の刺入時には，アシスタントは患児の頭部に軽く手を添え，突然の体動に備える．患児が頭部を動かした場合には，力を強めて頭部を固定する．

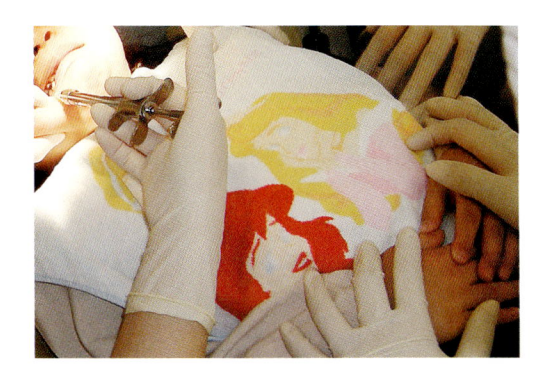

図5b　刺入時の体動の制御．刺入の際には補助者は患児の手の上に軽く手を添えておく．患児の手が口腔の方向に動きそうなときに手を握って体動を抑制する．これにより，術者は麻酔の施術に集中できる．

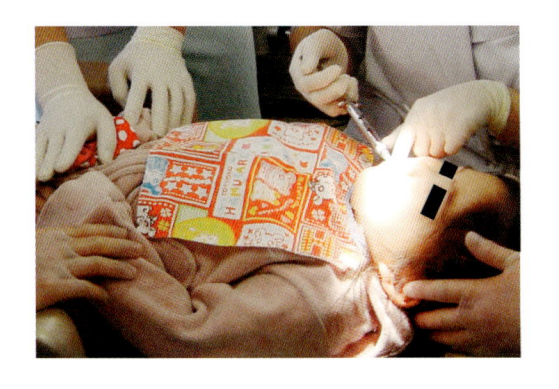

図5c　刺入時の補助者の態勢．はじめての歯科麻酔の施術では患児の反応が予測できないため，可能であれば患児の頭部と手の動きをコントロールできる態勢をとることが望ましい．

F．上顎臼歯部の浸潤麻酔（図6a～i）

〈ポイント〉

　上顎臼歯部の浸潤麻酔では，余剰の麻酔液が後方に流れやすいため刺入点の遠心側でロールワッテやガーゼを保持し，漏出した薬剤を吸い取ると患児の協力を得やすい．患児がバキュームを怖がらない場合には，刺入点の遠心にバキュームを当てておく．低年齢児では，麻酔剤の不快な味によって非協力状態となりやすいため注意を要する．

　歯槽頂部においても針先を骨面に当てず，骨膜上にとどめる．麻酔液の注入時は注入速度を1 ml/分以下におさえる．刺入点から薬液が漏出する場合にはシリンジを押す力を弱め，注射針をわずかに引きながら針先の角度を変えて骨膜上で再度注入を行う．

6　上顎臼歯部の浸潤麻酔

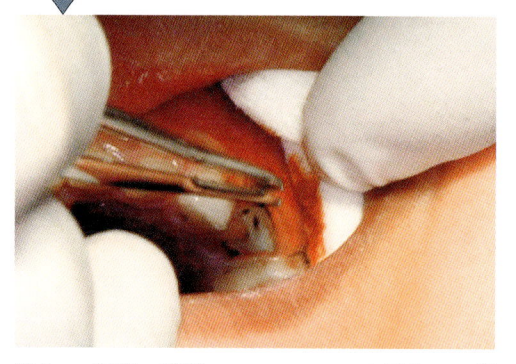

図6a　術野の消毒．ロールワッテを挿入し，根尖部相当の歯肉に綿球にて希ヨードチンキ(J)を塗布し消毒する．

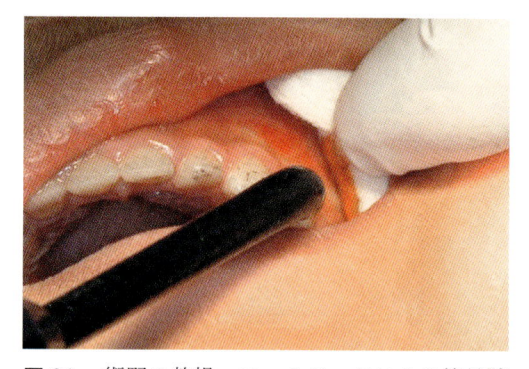

図6b　術野の乾燥．ロールワッテによる簡易防湿下で，スリーウェイシリンジにより術野を乾燥させる（唾液を除去することにより，表面麻酔の効果を高める）．

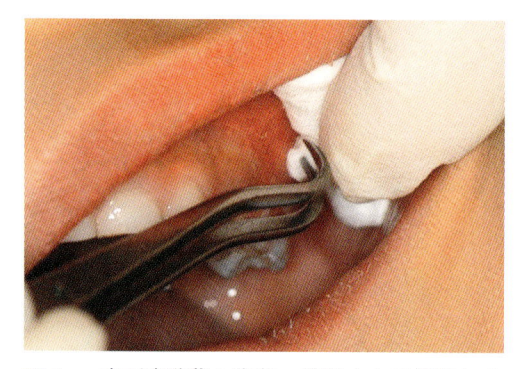

図6c　表面麻酔薬の塗布．綿球または綿棒により表面麻酔薬を塗布する．このとき，患児の不安感を除去するため，ペーストを見せながら「歯の眠り薬である」ことを言い聞かせる．

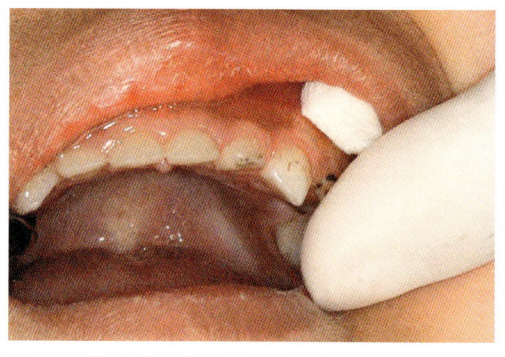

図6d　塗布後の防湿の保持．十分な表面麻酔の効果を得るため，1～2分間ロールワッテを挿入したまま保持する．表面麻酔薬が舌や唾液に触れないように注意する．

F．上顎臼歯部の浸潤麻酔

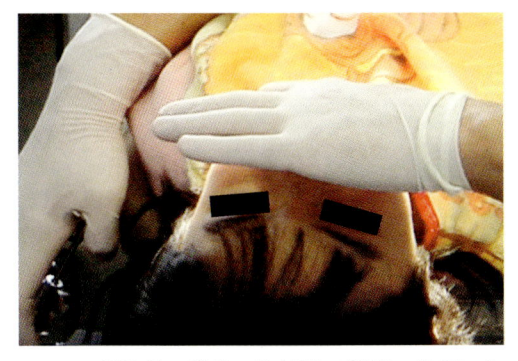

図6e　刺入前の態勢．注射器は患児の視界に入らないように注意しながら，アシスタントが術者に受け渡し，キャップをはずす．

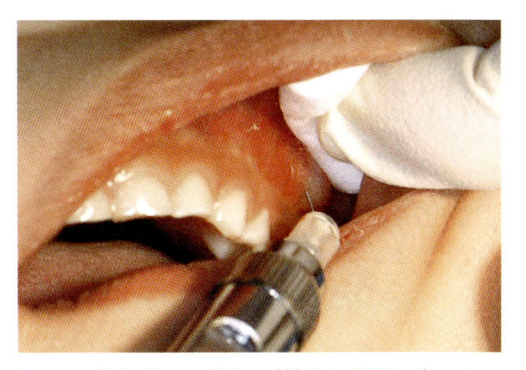

図6f　根尖部への刺入．（針先を骨面に当てないように注意する）．頬粘膜を側方へ挙上し，1～2回，歯肉頬移行部の粘膜を緊張させ，感覚に慣れさせる．再度頬粘膜を引っ張りながら，根尖相当の粘膜に刺入し，同時に薬液を注入する（0.2～0.3ml）．

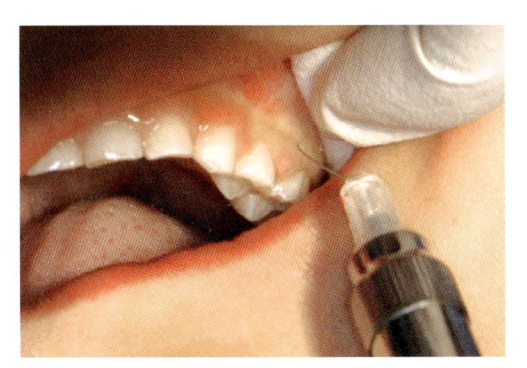

図6g　遠心歯間乳頭への刺入．根尖部から歯間乳頭への麻酔効果が現れるまで1～2分間待ち，遠心歯間乳頭に刺入する．刺入と同時に薬液を注入しながら針先を歯槽頂部まで進め，ゆっくりと麻酔液を注射する（0.3～0.4ml）．

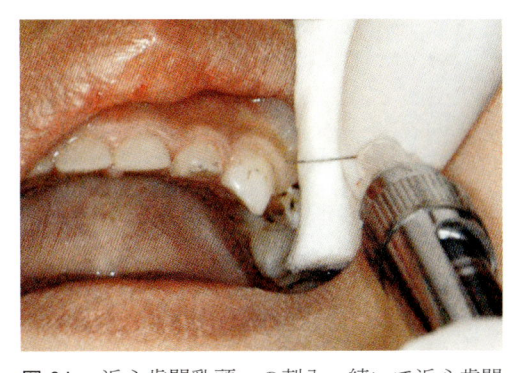

図6h　近心歯間乳頭への刺入．続いて近心歯間乳頭部に刺入し，同様に歯槽頂部に薬液を注射する（0.3～0.4ml）．針先は骨面よりわずかに離し，骨膜上に設定する．刺入部近傍にワッテを当てておくとよい．

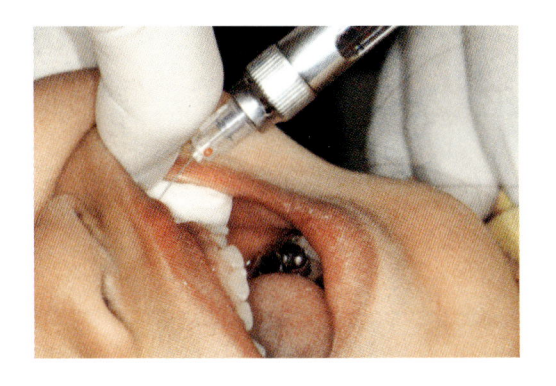

図6i　注射器の固定．麻酔操作の途中で患児の頭部が動く場合，注射針と注射筒の連結部に左手の手指を当てて，注射器を固定する．針先の方向が変わると薬液が漏れることがある．

99

G．下顎臼歯部の浸潤麻酔（図7 a〜i）

〈ポイント〉

　下顎臼歯部の刺入点は術者が直視しやすいが，開閉口により顎位が変化し刺入する部位が動きやすい．術者は左手で口唇および頬部をしっかり保持し，刺入時に下顎の動きをコントロールすることが重要である．可能であれば，アシスタントは歯列の舌側にバキュームを挿入し，防湿の保持だけではなく患児が閉口するのを防止する．

7　下顎臼歯部の浸潤麻酔

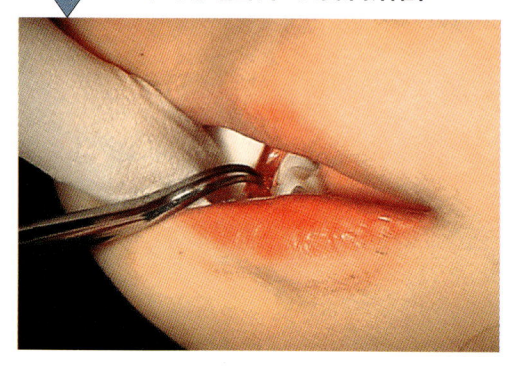

図7a　術野の消毒．ロールワッテを挿入し，最初の刺入部位（根尖相当の歯肉粘膜）を希ヨードチンキ（J綿球）で消毒する．

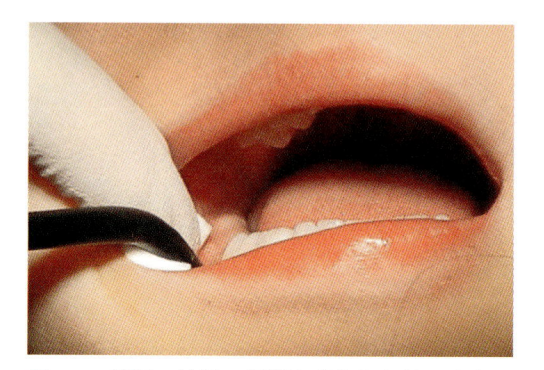

図7b　術野の乾燥．浸潤麻酔施術部位の歯肉をスリーウェイシリンジで乾燥させる．下顎歯列では唾液が多いため，バキュームによる唾液の除去が重要である．

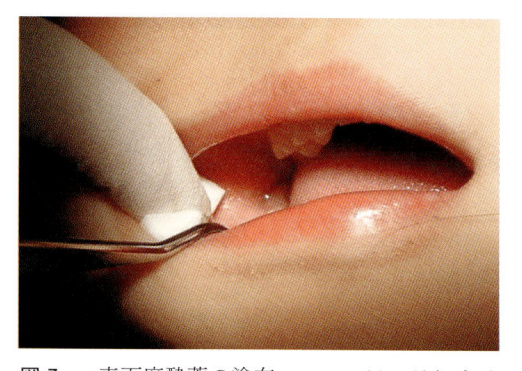

図7c　表面麻酔薬の塗布．ロールワッテによる簡易防湿下で，表面麻酔薬のペーストを根尖相当部歯肉粘膜に塗布する．防湿下で行わないと薬剤が唾液で希釈され，効果が低減する．

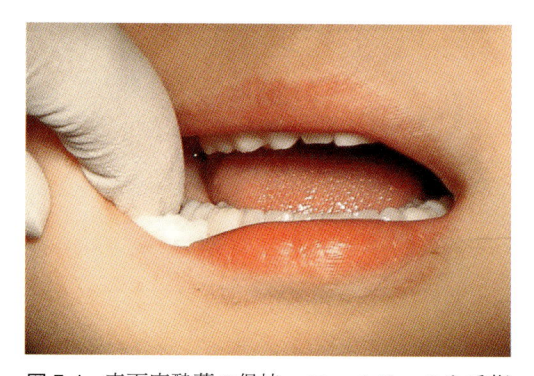

図7d　表面麻酔薬の保持　ロールワッテを手指で押さえながら，開口状態を保持する．麻酔薬が唾液に混入すると薬剤の味により，患児が非協力状態となることがあるため，バキュームを併用する．

G．下顎臼歯部の浸潤麻酔

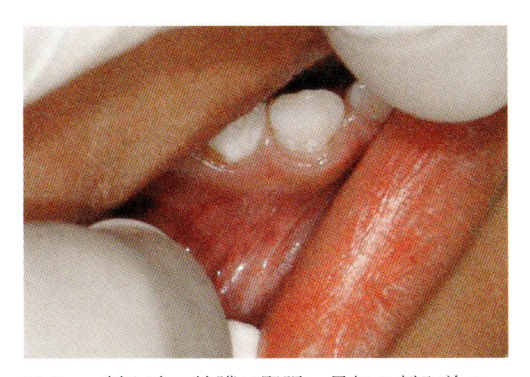

図7e 刺入時の粘膜の緊張．最初の刺入前に，数回口唇を側方へ引っ張り，歯肉頰移行部の粘膜を緊張させて患児に感覚を覚えさせる．

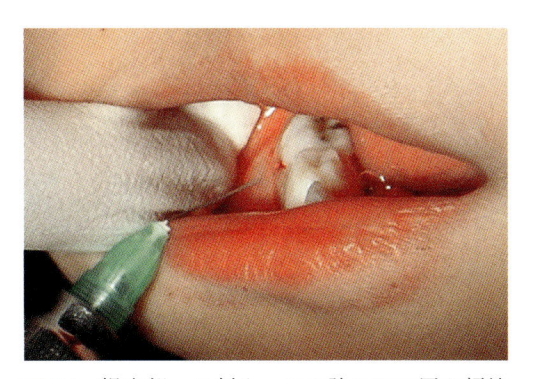

図7f 根尖部への刺入．やや強めに口唇と頰粘膜を側方に引っ張り，粘膜が緊張したと同時に歯肉頰移行部に刺入し，緊張を緩めながら薬液を注入する（0.2〜0.3ml）．針先は骨面に当てないように注意する（骨膜上）．

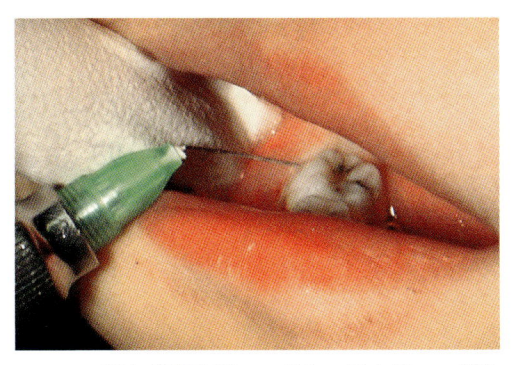

図7g 遠心歯間乳頭への刺入．根尖部への刺入の後，患歯の周囲歯肉に麻酔効果が発現するのを待つ（1〜2分間）．次に遠心側歯間乳頭に刺入するが針先は骨膜上にとどめて，薬液を注射する（0.3〜0.4ml）．

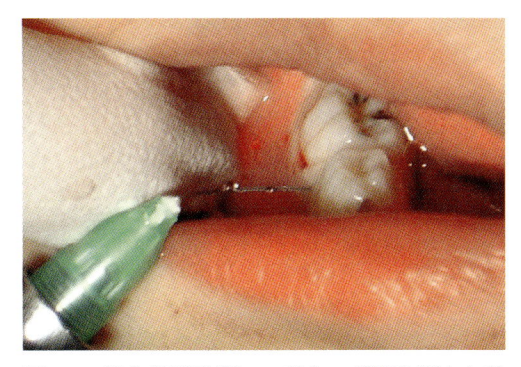

図7h 近心歯間乳頭への刺入．歯間乳頭から刺入し，ゆっくりと薬液を注入しながら針先を槽間中隔の多孔質な骨頂部の骨膜上まで進める．薬液0.1mlを5〜6秒間かけて注入すると痛みが少ない．

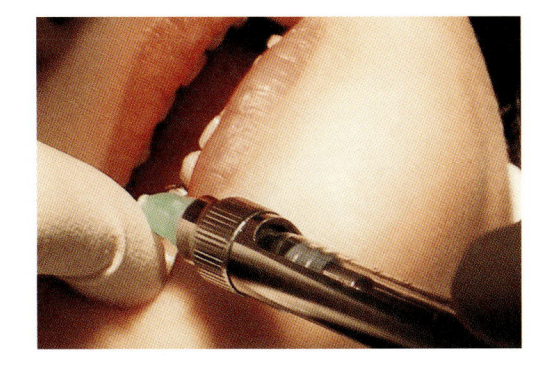

図7i 注射筒の固定．上顎に比べ下顎は可動性が大きいため，浸潤麻酔時には注射針を固定し，方向を一定に保つことが重要である．麻酔操作中に注射針の方向が変化すると，薬液が漏出しやすいため注意する．

101

H. 笑気吸入鎮静法と浸潤麻酔との併用（図8a～c）

〈ポイント〉

　笑気吸入鎮静法は診療に対する恐怖心を低減し，疼痛閾値を上昇させるため，痛覚刺激に敏感な患児には有効である．術者との会話によるコミュニケーションが可能な場合，小児歯科ではよく用いられる．

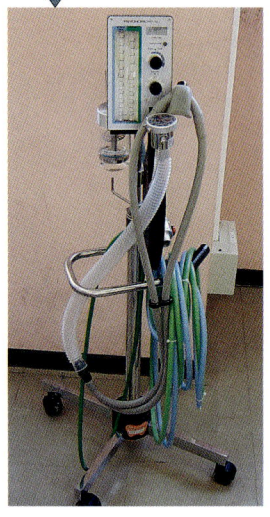

8 笑気吸入鎮静法

図8a　笑気吸入鎮静法用レギュレーター（配管結合型）．図は治療室内に笑気ガスおよび酸素の配管がある場合の装置であるが，ボンベを装着したポータブルタイプの装置もある．

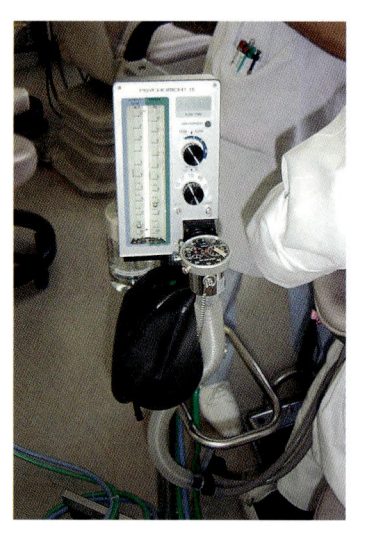

図8b　笑気吸入鎮静法用レギュレーター（使用例）．浸潤麻酔の刺入時の痛みを低減させるため，治療開始前に20～30％笑気濃度で鎮静法を施術する．この間，やや長め（5分間程度）に表面麻酔を塗布しておくと，さらに刺入時の疼痛を緩和できる．

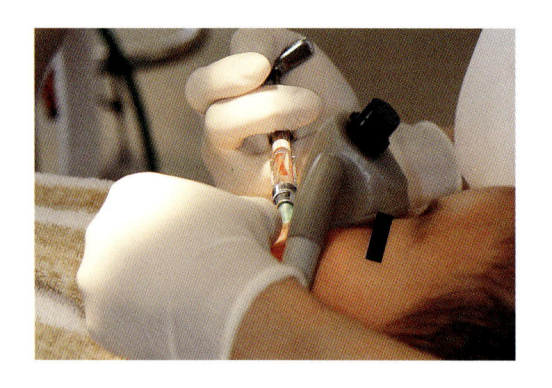

図8c　笑気吸入鎮静法施術下での浸潤麻酔．笑気吸入鎮静法で鼻マスクを使用すると，視野（とくに口腔周囲）が狭くなるため，注射器を患児の目に触れさせずに操作しやすくなる．

I．術後の咬傷の防止（図9a～c）

〈ポイント〉

　小児の局所麻酔後の偶発事故で最も多いのは口唇の咬傷である．術後，口唇の感覚に麻痺が残ることを患児と保護者に対し，術者自身が必ず説明するよう心がける．治療に協力的な行動がみられた場合，患児を十分に褒めることを忘れてはならない（正の強化因子として）．浸潤麻酔下での治療終了後，保護者に注意を与える前に治療室内や待合室ですでに患児が口唇を咬む動作がみられる場合には，ガーゼを咬ませたり，口唇近くにシールを貼付して帰宅させると咬傷の防止に有効である．

9　咬傷の防止

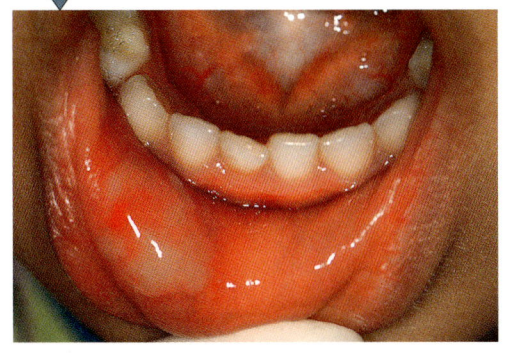

図9a　下顎浸潤麻酔後の下唇の咬傷．低年齢で，はじめて浸潤麻酔下での治療を行った場合（とくに下顎），術後最低1時間は飲食を控えるとともに保護者に注意深く観察するように指示する．

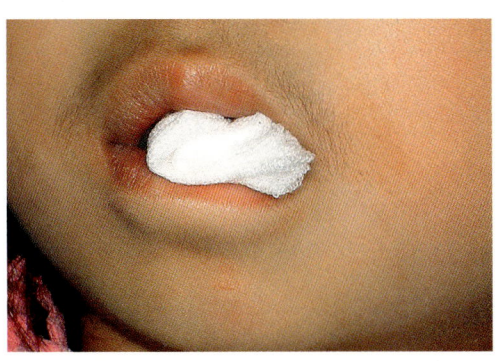

図9b　咬傷の防止（ガーゼの保持）．施術後，診療室内で口唇を咬む行為が見受けられる場合，咬傷を防止するため，ガーゼを咬ませて患側の歯列内に保持させる．

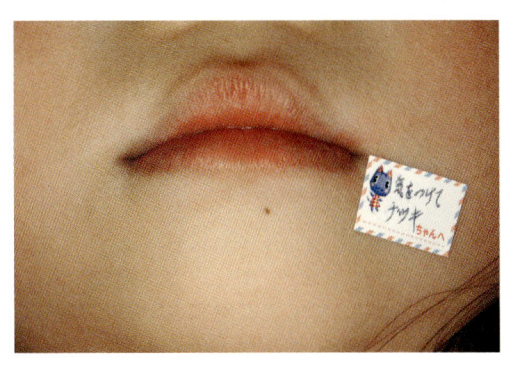

図9c　咬傷の防止（シールの貼付）．治療終了後，患児自身と保護者に麻痺の残存を説明する際，注意を促すために小さなシールを口唇付近に貼付することも有効である．

14

伝達麻酔法のテクニック

　伝達麻酔は最近では浸潤麻酔でほぼ対応できるので，積極的に行わない方向となっているが，いざ応用しようとするときのために，ここでは伝達麻酔を行うためのコツを述べる．

A．下顎孔伝達麻酔法[2]

　下顎の歯と歯槽骨の麻痺を目的とする場合には直達法を用いる．この麻酔法は一言でいうと翼突下顎隙への麻酔法と考えてよい．下顎孔伝達麻酔に必要なものは下顎孔の解剖学的位置と，そこへ針先をもっていくための幾何学的作図と十分な麻酔量である．吸引テストができる注射器と，おおむね30Gよりも太い針で長さ21mm，吸引テストの際に血管内に針先が入っていた場合に，血液が引けるようにするために細すぎない注射針を用意する．自動吸引タイプ注射器を用いると便利である．注意することは粘膜刺入と針を進めるときに，まっすぐ進めることである．たわむと目的の部位に針先が到達しないうえ，場合によっては針が折れる危険性があるからである．また，短すぎる針では届かないこととなる．1.0ml以上の麻酔薬が必要である．

　伝達麻酔に先駆け刺入部位付近の消毒と表面麻酔を行う．麻酔法は注射器を持つ反対側の示指で目的側の下顎内斜線を触知する．反対側の下顎小臼歯部付近と同側下顎枝中央部の仮想線に沿わせて，咬合平面の8～10mm上方，あるいは示指や親指の爪の幅から中央部の高さで，骨面に軽く当たるまで針先を進める（図1a）．この際には極力軸がぶれないために，側方に外力を与えないようにする．骨の感触がないと内側翼突筋内に麻酔薬を注射することとなり強く当てすぎると針先がめくれるので注意を要す．注入するときの針先の位置は下顎小舌の上後方の骨面に当たっているイメージとなる（図1b）．針先を下顎孔の距離が近づくほど早く確実な麻酔が得られる．なお，麻酔薬注入時には必ず吸引テストを行う．まれに血管内に針先が入っていることがあり，血液が吸引されることがある（図1c, d）．ゆっくりと行い，強く痛がったら針先が神経幹の中にあると考えて中止すべきである．これは麻酔による神経損傷を回避するためである．麻酔操作が終わったら針を引抜くと同時に内出血を防止するために刺入部位をしばらく押えておく．麻酔効果は同側口唇部の知覚の麻痺を指標とする．麻酔効果は3～5分で発揮して1～2時間程度持続する．

　下歯槽神経の不完全麻酔の原因の一つに臼後枝の存在がある．これには下顎孔上方での分枝（10%）や，頰神経との交通枝（2%），耳介側頭神経の交通枝などが関与すると考えられる[3]．したがって，後述の頰神経麻酔を追加したり，臼後三角部の骨に開口している小孔に浸潤麻酔を行い，小孔を介して神経に奏功させる（図1e）．さらに，舌神経支配の麻痺が必要な場合には下顎骨に針先を接触させた後に針先を，舌側に向けて針を10mmほど進める．このときの注射筒は完全に口腔前庭に位置する（図1f）．吸引テストを行った後に麻酔薬は約0.5ml注射する．舌は前2/3の感覚麻痺が得られる．

A. 下顎孔伝達麻酔法

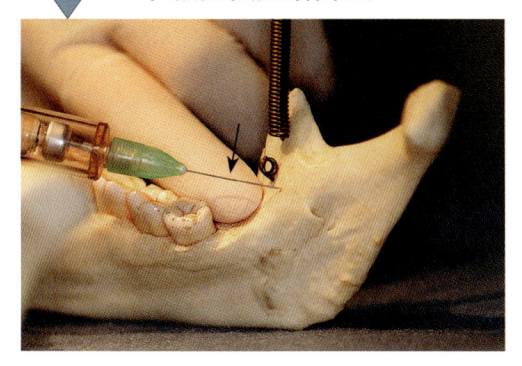

1　下顎孔伝達麻酔法

図1a　下顎孔伝達麻酔法．注射器を持つ反対側の示指あるいは親指で目的側の下顎内斜線を触知して，咬合平面の8〜10mm上方（爪を指標として高さを測る；矢印）で，骨面に軽く当たるまで針先を進める．

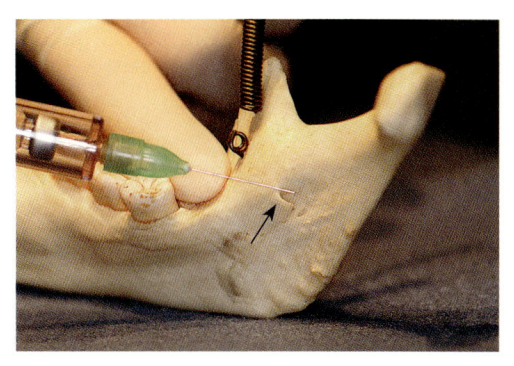

図1b　注入するときの針先の位置は下顎小舌（矢印）の上後方の骨面に当たっているイメージとなる．

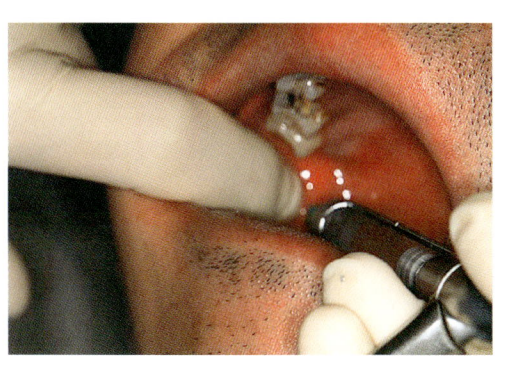

図1c　麻酔薬注入時には必ず吸引テストを行う．まれに血管内に針先が入っていることがあり，血液吸引されることがある．この場合，セルフ・アスピレーション注射器を用いると便利である．

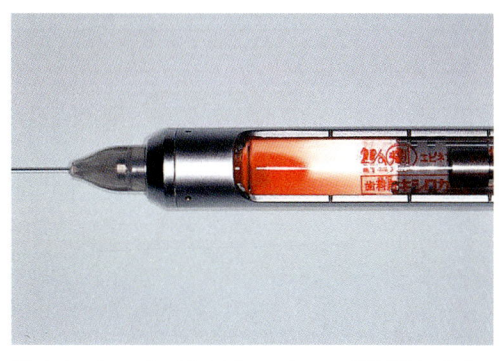

図1d　セルフ・アスピレーション注射器により，血管内に針先があり数回のポンピングで血液の確認ができた例．

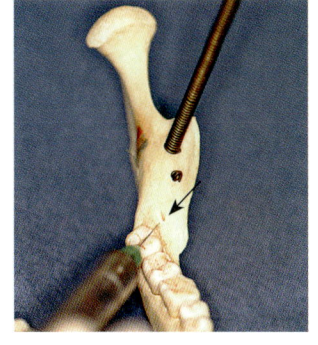

図1e　臼後三角部の骨に開口している小孔に浸潤麻酔を行い，小孔を介して神経に奏功させる（矢印）．

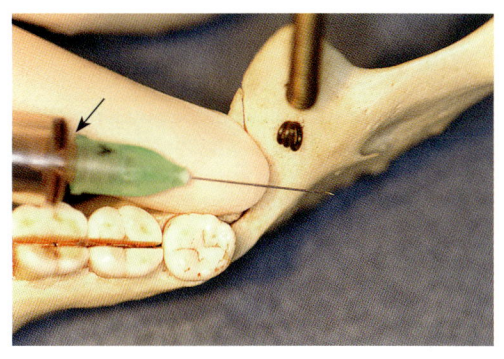

図1f　舌神経支配の麻痺が必要な場合には，舌側に向けて針を10mmほど進める．このときの注射筒は完全に口腔前庭に位置する（矢印）．

B. 頬神経伝達麻酔法（図2）

　犬歯部から臼後三角部までの頬側歯肉の麻痺を得るための方法．下顎第二大臼歯部の歯肉頬移行部から20mm上方の下顎枝前縁に刺入して，骨に接触したところで吸引テストをして血液の逆流がないことを確認してから麻酔薬を約0.5ml注入して麻痺を得る．

C. オトガイ孔伝達麻酔法（図3）

　下歯槽神経が下顎管から出てくる孔がオトガイ孔でオトガイ神経となる．下顎第二小臼歯根尖相当のやや下方に位置して，成長過程で後方に開口するように変化する．オトガイ神経は同側下顎皮膚，粘膜，前歯歯肉，小臼歯部の知覚を支配する．

D. 上顎結節伝達麻酔法（図4）

　上顎神経の後上歯槽枝の麻痺を目的とする．上顎大臼歯，頬側歯肉，歯槽骨の麻痺が得られるが，第一大臼歯の近心頬側根は中上歯槽枝に支配されていることが多いので，麻痺が不完全となる．上顎第二大臼歯部頬側より咬合平面と矢状線双方ともに45度の角度で上顎結節へ表面より針を15mm進める．吸引テストをして麻酔薬を0.5mlから1.8ml注射して麻痺を得る．

E. 眼窩下神経伝達麻酔法

　前上歯槽枝の麻酔法で上顎前歯，唇側歯肉およびその付近の麻痺を得る．眼窩下孔付近に浸潤麻酔をするフィールドブロックと，孔に針先を入れる眼窩下孔麻酔とがある（図5a，b）．後者は確実性が高いが，神経損傷や内出血などの合併症を起こすことがあるので，日常臨床ではあまり薦められない．方法として眼窩下孔は正面を正視したときの瞳孔の垂線で，眼窩下縁より下方約10mmにある．同部位を皮膚上から押さえて，一方で，歯肉頬移行部より針を進めて骨面に沿わせながら針先を到達させる（図5c）．その位置で麻酔薬を約1.0ml注射する．

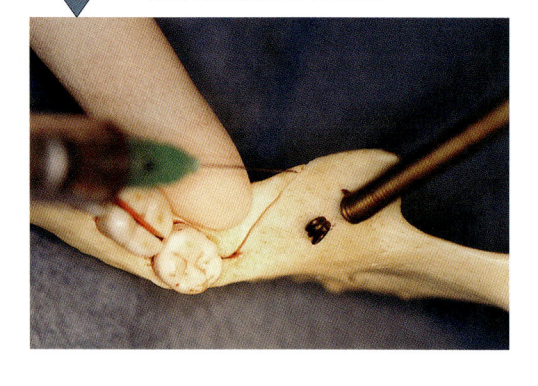

2　頬神経伝達麻酔法

図2　下顎第二大臼歯部の歯肉頬移行部から20mm上方の下顎枝前縁に刺入して，骨に接触したところが注入部となる．

E．眼窩下神経伝達麻酔法

3 オトガイ孔伝達麻酔法

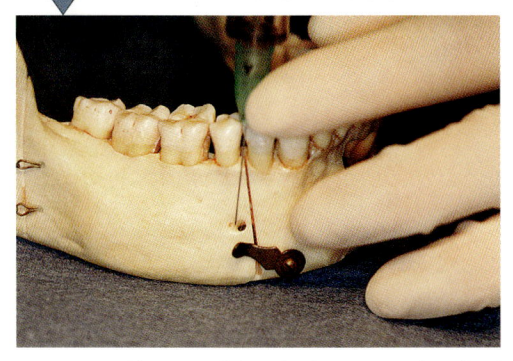

図3 下顎第二小臼歯根尖相当のやや下方に位置して，成長過程で後方に向かうように変化する．孔に針先は入りづらく，歯科治療ではオトガイ孔付近のフィールドブロックを目的とする．

4 上顎結節伝達麻酔法

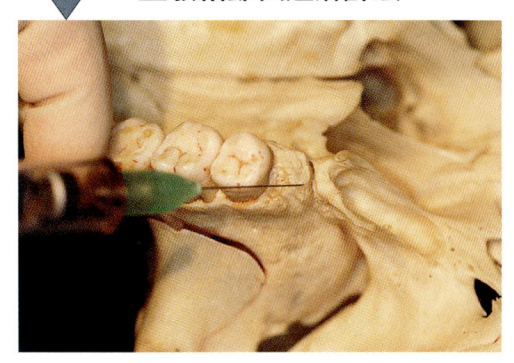

図4 上顎第二大臼歯部頬側より咬合平面と矢状線双方ともに45度の角度で上顎結節へ表面より針を15mm進め，そこが注入部位である．

5 眼窩下神経伝達麻酔法

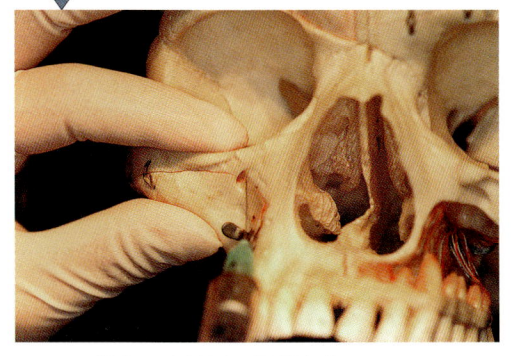

図5a 眼窩下孔付近に浸潤麻酔をするフィールドブロックは歯科治療や軟組織の治療で用いられる．

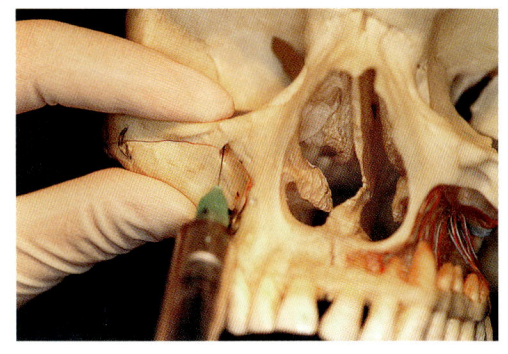

図5b 孔に針先を入れる眼窩下孔麻酔法では，ペインクリニックで用いるブロック療法や口腔外科手術で用いられる．この方法は血管や神経を損傷するおそれがあるので慎重に行う．

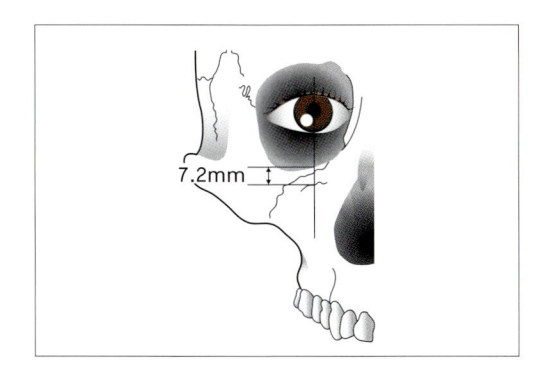

図5c 眼窩下孔の解剖学的位置．正面を正視したときの瞳孔の垂線で，眼窩下縁より下方約10mmにある．大切なことは同部位を皮膚上から押さえこんで眼球を保護しておく．口外法で皮膚上より刺入する方法と，口内法で歯肉頬移行部より針を進めて骨面に沿わせながら針先を到達させる方法がある（上條雍彦 図説口腔解剖学，4 神経学．アナトーム社，東京，1970より引用改変）．

F．切歯孔伝達麻酔法

　鼻口蓋神経が出てくる孔で，上顎前歯部口蓋側歯肉骨の麻痺に用いる．切歯乳頭がこれに相応しているので，比較的簡単に行える．正中で切歯乳頭に骨に向かって刺入する（図6a）．約10mm針を進めて骨に接したら，吸引テストをして0.5mlの麻酔薬を注射して麻痺を得る（図6b）．

G．大口蓋孔伝達麻酔法

　大口蓋神経の麻痺を目的として行う麻酔法で硬口蓋粘膜と骨の麻痺が得られる（図7a）．上顎第二大臼歯口蓋根遠心部にわずかなくぼみがあり，その場所に向かって針を進めるが軟口蓋に針先が行かないようにする．大口蓋神経の麻酔法には開口部での麻酔法と孔中に針を入れて行う麻酔法とがある．前者は孔を探すことをせずに開口部付近のフィールドブロックであり神経や血管の損傷の危険が少ないが，後者は麻酔が確実ではあるが，針先を孔に入れるまでは麻酔が行えず，神経や血管を損傷する危険性が高い（図7b）．したがって，歯科治療で用いる場合には前者の方法が有利である．骨に接触したら吸引テストをして約0.5mlをゆっくりと注入する．この場合，口蓋粘膜が硬いために圧力を要することがある．

　切歯孔麻酔法と大口蓋孔麻酔法の麻痺領域は神経支配に依存する（図7c）．

6　切歯孔伝達麻酔法

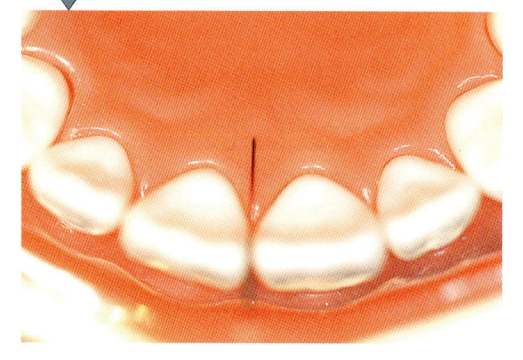

図6a　切歯乳頭がこれに相応しているので，比較的簡単に行える．正中で切歯乳頭に骨に向かって刺入する．

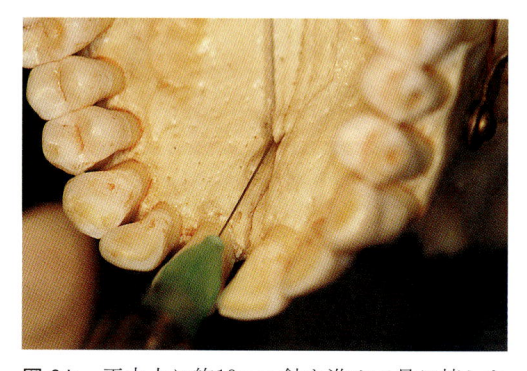

図6b　正中上に約10mm針を進めて骨に接したところが切歯孔である．

G. 大口蓋孔伝達麻酔法

7 大口蓋孔伝達麻酔法

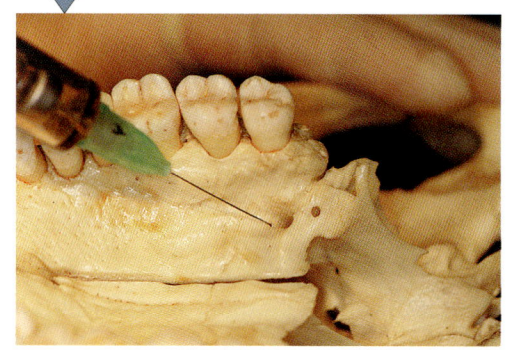

図7a 上顎第二大臼歯口蓋根遠心部にわずかなくぼみがあり，その場所に向かって針を進めると大口蓋孔に達する．フィールドブロックではここで麻酔薬を注射する．

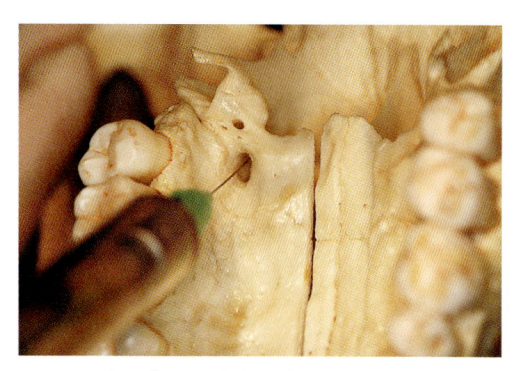

図7b 大口蓋孔の完全な麻痺を目的とする場合には，大口蓋管に針を入れて麻酔する．

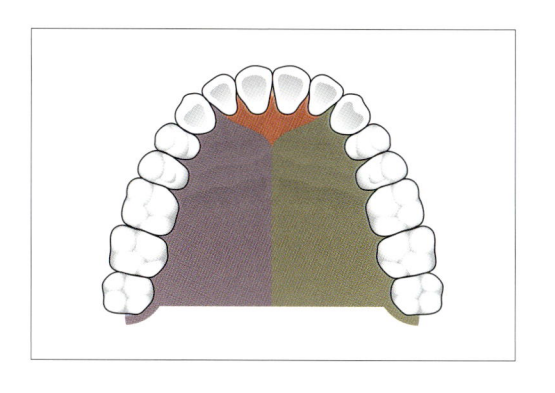

図7c 口蓋の切歯神経と大口蓋神経の神経支配と麻酔領域（藤田恒太郎．人体解剖学，骨格系．南江堂，東京，1972より引用改変）．

参考文献

1) 古屋英毅, 金子讓, 海野雅浩, 池本清海, 福島和昭, 城茂治(編集). 歯科麻酔学, 東京：医歯薬出版, 2003.
2) 住友雅人. 局所麻酔手技のポイント. In：金子讓, 大曽根洋(編著). 最新・歯科局所麻酔ハンドブック. 日本歯科評論／増刊, 東京：ヒョーロン・パブリッシャーズ, 2001；114-123.
3) 別部智司. 抜歯，膿瘍切開の麻酔のポイント. 特集／安全で確実な局所麻酔を行うための16条. 日本歯科評論 1999；681, 90-93.
4) 上條雍彦. 図説口腔解剖学 4 神経学, 6 三叉神経. 東京：アナトーム社, 1970；993-1024.
5) 藤田恒太郎. 人体解剖学, 骨格系. 東京：南江堂, 1972；98-123.

15

鑑別診断のための麻酔

　局所麻酔は有痛性処置のみに行うことが多いが，識別能の低下した歯，軟組織の急性，慢性疼痛の確定診断にも応用できる．

A．診断的浸潤麻酔法

　これは歯の痛みや歯肉，口腔軟組織の痛みおよび，その大体の範囲，深度の特定を行う場合に用いる．注意すべき点は治療に使用する麻酔法とは異なり，痛みの局在を調べることが目的なので，麻酔薬の使用量は必要最小限に抑えることが肝要となる[1]．また，カートリッジ製剤を用いることで，手技のばらつきを抑えられ，簡便かつ衛生的に行える．

　痛みが歯に限局している場合には，根尖麻酔法か歯根膜内麻酔法を応用する(図1)．根尖麻酔法は多くの場合には解剖学的，骨組織的観点より上顎前歯部が最も適応となるが上顎臼歯部，下顎前歯部にも応用できる．ただし，下顎臼歯部は皮質骨が緻密で厚いうえ，遠心に行くほど骨表面から根尖までの距離が遠ざかり不適切なので行わない[1]．歯根膜内麻酔法を応用する場合には強圧が必要となるので，専用のインジェクターや電動注射器を用いるべきである(図2, 3)．この場合，他の部位にまで麻酔が波及すると診断精度が鈍るので，1根あたり局所麻酔薬の量は0.2mlまでとして，総量でも0.5mlを超えないように留める[2]．また，麻酔製剤の性質を利用して，浸潤性の良いものから，そうでないものの使い分けをすることも考慮に入れると，より精度の高い診断が可能となる(図4)．

　歯肉，粘膜の痛みでは表在性の痛みの診断にはあまり向いてないが，深部の痛みには，その深度を仮想して針の深さを考えながら少量の麻酔薬を浸潤させて5分間観察する(図5)．

　麻酔する部位は近心から行うのを原則とする．遠心から行うとフィールドブロックの効果が出て，その神経支配を受ける近心側は麻酔の影響が出やすく，診断できなくなるからである(図6)．

　また，1回ではなかなか確定しない痛みの場合には，少なくとも日を改めて3回以上同じ方法により効果を確かめてから，次のステップに進めることが望ましい[1]．

A．診断的浸潤麻酔法

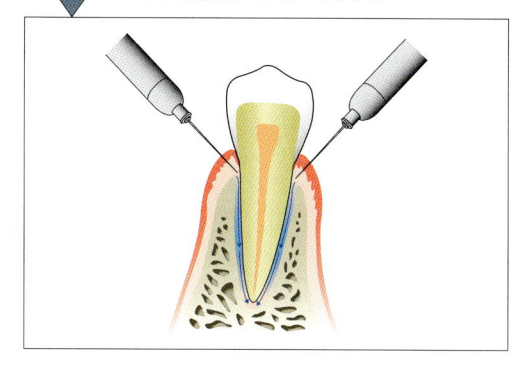

1　歯根膜腔内麻酔法

図1　歯根膜を麻痺させることにより，より正確な診断が可能となる（雨宮義弘監修，別部智司，見崎　徹編集：フローチャート式　歯科医のための痛みの診断・治療マニュアル，医歯薬出版，東京，2005より引用改変）．

2　歯根膜腔内麻酔法専用のインジェクター

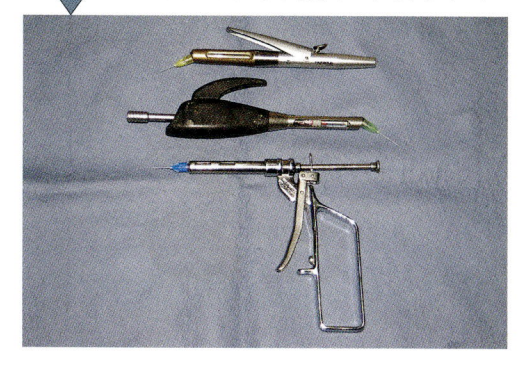

図2　上：シトジェクト®2000．ペンシル型でスマートに操作できるが，やや力を要することがある．中：アントギア®．パームグリップ型で見た目も操作もスマートで，ペンシル型より力を入れやすい．下：ペリプレス®．ピストル型でこの形が一般的な形状であるが，恐怖を与える場合があるので操作には気を付ける．

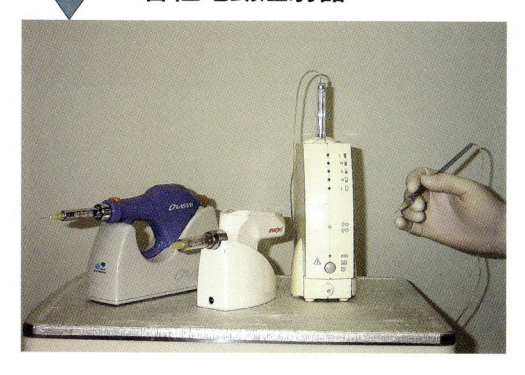

3　各種電動注射器

図3　左：オーラスター1.0®．3段階の注入速度が選べる．中：アネジェクト®．コンピュータ制御により圧，3段階の注入速度，一定注入と可変注入および注入中のBGMの有無まで選択できる．右：ワンド®．コンピュータ制御のうえ，本体とグリップが分離．

4 各種麻酔製剤

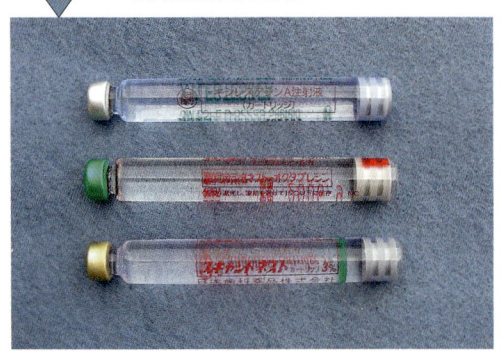

図4　浸潤性の良いものから，そうでないものの使い分けをすることにより，精度の高い診断が可能となる．上：浸潤性に優れるリドカイン製剤（キシレステシン®），中：若干浸潤性に劣るプロピトカイン製剤（歯科用シタネスト-オクタプレシン®），下：血管収縮剤の含まない比較的作用時間の短いメピバカイン製剤（スキャンドネスト®）．

5 深度に関する針先の違い

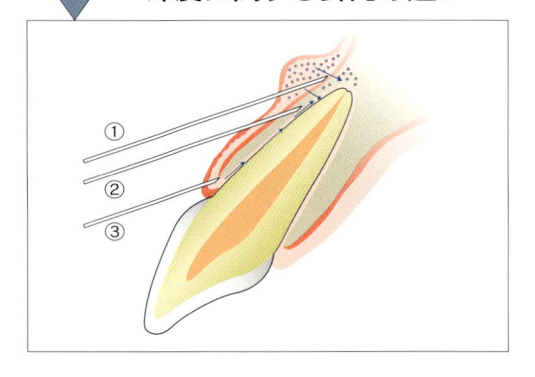

図5　イメージとして針先の位置を意識しながら麻酔を行う．①骨まで達さない場合の針先の部位（傍骨膜麻酔）．②骨に痛みがある場合は骨膜下に針先を位置づける（骨膜下麻酔）．③歯に限局している痛みでは歯根膜腔内麻酔法とする（別部智司：Denticle が多い歯の麻酔効果，日本歯科評論，62（7）；80，2002より引用改変）．

6 診断的浸潤麻酔の原則

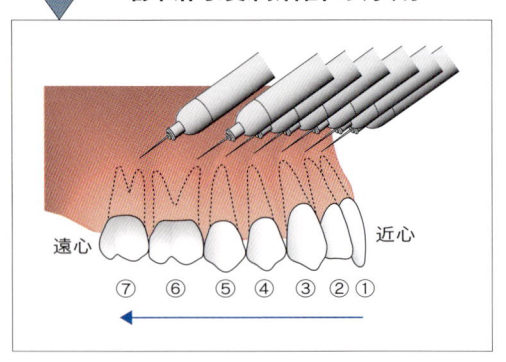

図6　診断的浸潤麻酔は近心から行うのを原則とする．遠心から行うとフィールドブロックの効果が出て，近心側の診断が難しくなる（雨宮義弘監修，別部智司，見崎　徹編集：フローチャート式歯科医のための痛みの診断・治療マニュアル，医歯薬出版，東京，2005より引用改変）．

B. 診断的表面麻酔法

　表在性の痛みの場合には，表面麻酔法が応用できる．応用にあたっては，検査部位は十分乾燥してから作用させ，また簡易防湿やなるべく測定部位に唾液が回らないように顔面の角度に気を配る．表面麻酔薬にはリドカインスプレー（キシロカン® ポンプスプレー，図7a），ジェルタイプ表面麻酔薬（ハリケイン® ゲル，図7b），貼付型表面麻酔薬（ペンレス®：歯科適用薬ではないので使用には注意を払う；図7c）などが挙げられる．貼付型の場合にはそのシートを適当な大きさに切って使用をする．また，スプレー製剤やジェル製剤の場合は，そのまま使用すると周囲に広がってしまうので，綿棒などに薬剤を浸み込ませてから作用させる（図7d）．表面麻酔作用は3～5分まってから効果判定する．

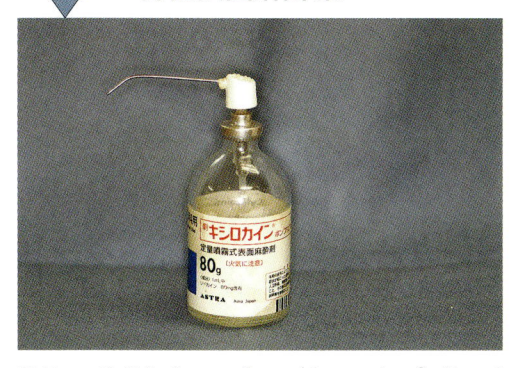

7　各種表面麻酔薬

図7a　リドカインスプレー（キシロカン® ポンプスプレー）．

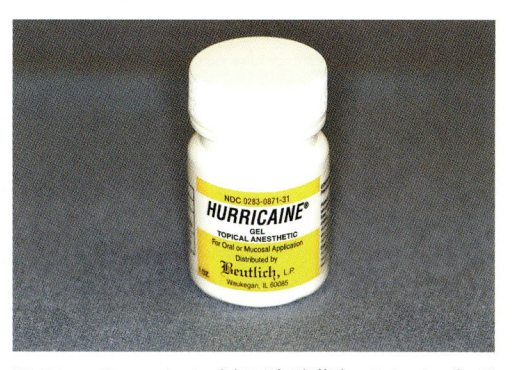

図7b　ジェルタイプ表面麻酔薬（ハリケイン® ゲル）．

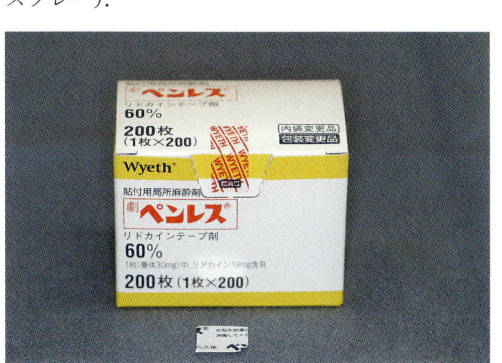

図7c　貼付型表面麻酔薬（ペンレス®）．シートを適当な大きさに切って使用．

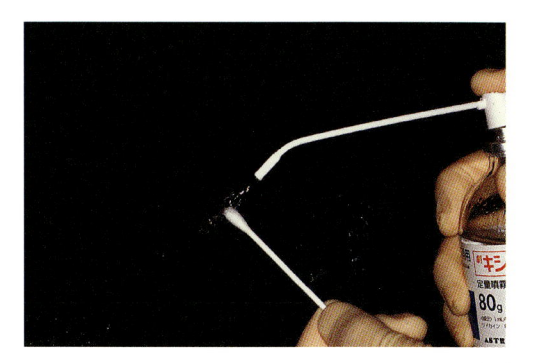

図7d　スプレー製剤やジェル製剤の場合は，綿棒などに薬剤を浸み込ませてから作用させる．

参考文献
1）別部智司（著）．痛みの部位，性質，強さの診査法．In：雨宮義弘（監修），別部智司，見崎　徹（編集）．フローチャート式　歯科医のための痛みの診断・治療マニュアル．東京：医歯薬出版，2005；114‐116．

2）一戸達也（著）．In：石川達也，内田安信，金子　譲，野間弘康（編集）．局所麻酔，歯・顎・口腔　痛みの臨床．東京：医歯薬出版，1997；104‐146．

3）別部智司．Denticle が多い歯の麻酔効果．2002；日本歯科評論 62(7)，80．

16

局所麻酔後の局所的合併症

　麻酔の際に合併症などは必ず説明しサインをもらうことが重要である．患者の体は機械やコンピュータではないので，どんなに注意して処置しても合併症は０％にはならない．同意書を作成し，患者が怖がらないように下のほうに小さく合併症を記載する．それによって説明義務をはたしたことをアピールし，サインをもらうのが自分の身を守るうえでも重要である．めったに起こるものではないので，合併症ばかり説明すると患者が怖がってしまう．さらりと説明するのが寛容と思う．

　局所的合併症には以下のものが挙げられる．

①**血腫，内出血**：麻酔刺入部より出血によるが，経過観察にて数日後に消失する．
②**感染**：麻酔刺入部からの細菌感染が考えられるが，抗生剤の投与で改善する．
③**遅延性知覚麻痺**：後日必ず麻痺の有無を確認する．
④**開口障害**：咀嚼筋群への炎症によるが自然に改善する．ときに開口訓練を必要とする．
⑤**顔面神経麻痺**：眼瞼閉鎖不全，口角下垂，皮膚にしわができないなどの症状が起こる（図１a～c）．
⑥**オトガイ神経麻痺**：オトガイ部や舌半側にしびれが生ずる（図２）．
⑦**注射針の誤飲，誤嚥**：胸部，腹部のレントゲンの撮影で位置を確認する．
⑧**注射部位の壊死，潰瘍，疼痛**：洗浄，消毒処置にて改善する．
⑨**視覚障害**：すぐに専門医に相談すること．
⑩**術後疼痛**：一般的には徐々に消失するが，ときに鎮痛剤を投与する．

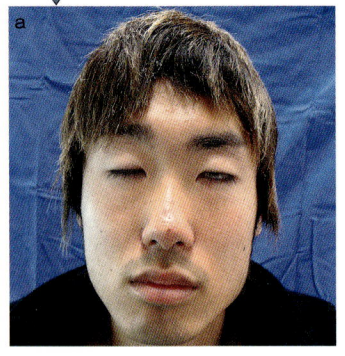

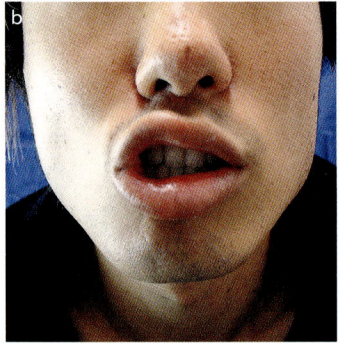

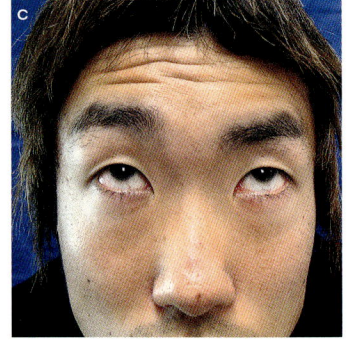

1　顔面神経麻痺

図１a～c　上顎臼歯，下顎臼歯の局所麻酔後の偶発症．眼瞼閉鎖不全，口角下垂，皮膚にしわができない，などの症状が起こる．

2 オトガイ神経麻痺

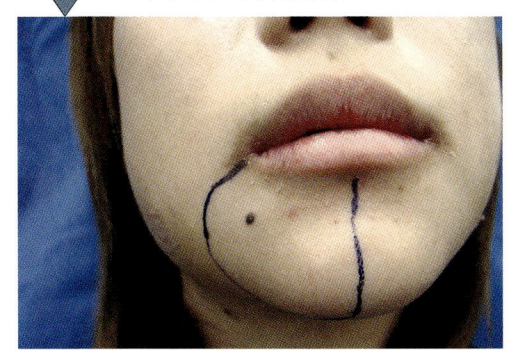

図2 オトガイ部や舌半側にしびれが生ずる．患者は術翌日の消毒の際はあまりしびれを訴えず，1週間後の抜糸の際に訴えることが多いので注意する．

3 術前の予防策

①術前のインホームドコンセントをしっかり行い，カルテに記載すること．
②下顎埋伏智歯の抜歯，伝達麻酔で下唇のしびれが出る出現率は0.6％ぐらいといわれている．術前にこのことを患者に説明し同意書にサインしてもらうことが，後でトラブルにならない方法である．

4 術中の予防策

①下顎孔の伝達麻酔はなるべく避ける．
②舌側の粘膜弁を大きく剥離しない．
③舌側の歯槽骨を骨折しないようにする．
④歯冠，歯根の分割に関しては周囲の骨破壊を最小限にする．

5 術後の処置

しびれに対する薬物療法：ビタミンB_{12}とATP製剤が主体である．
＜処方例＞
・アデホス　　　3カプセル
・メチコバール　3カプセル
　分3　14日分（最近アデホスは保険の適応がないとのことで査定される）

6 その他の処置

・ステロイド
・星状神経節ブロック
・鍼治療
・レーザー治療

17

局所麻酔時における全身的合併症

A．局所麻酔薬の中枢神経系への影響

　一般的に局所麻酔薬は低濃度では鎮静作用を有するが，高濃度では痙攣を生じる．さらに局所麻酔薬の血中濃度が上昇すると，全体的な中枢神経抑制が生じ，全身麻酔状態になる．したがって以前にはリドカインなどの局所麻酔薬による全身麻酔が行われていた．ただし，気道確保はもちろんのこと痙攣に対する前処置も必要である．

　痙攣は皮質下領域から発するとされ，扁桃体がその焦点で，皮質全体に広がり，大発作を生じる．

B．局所麻酔薬の循環系への作用

　一般的に，低濃度では抗不整脈作用がある．しかし，高濃度では治療抵抗性の不整脈や循環虚脱を生じる．循環系は中枢神経系よりも中毒作用に抵抗性を示すが，いったん循環虚脱が生じると重篤となる．

　リドカインを局所麻酔に使用した場合，非中毒量では循環系への抑制的な影響は少ない．むしろ，中枢神経興奮作用による軽度の血圧上昇と頻脈がみられる（図1）．

1　リドカインの血中濃度と生体反応

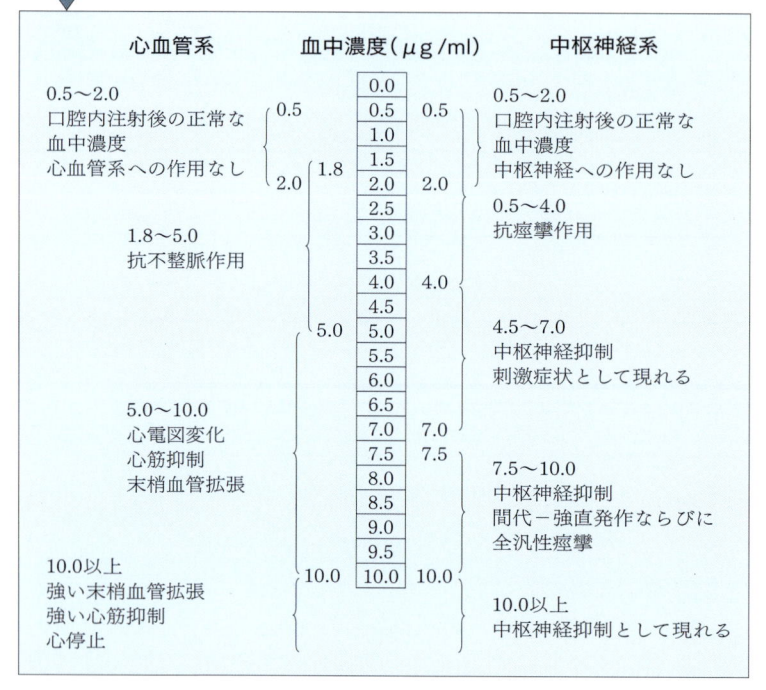

心血管系	血中濃度（μg/ml）	中枢神経系
0.5～2.0 口腔内注射後の正常な血中濃度 心血管系への作用なし	0.5 1.0 1.5 2.0	0.5～2.0 口腔内注射後の正常な血中濃度 中枢神経への作用なし
1.8～5.0 抗不整脈作用	2.5 3.0 3.5 4.0 4.5	0.5～4.0 抗痙攣作用
	5.0 5.5 6.0 6.5	4.5～7.0 中枢神経抑制 刺激症状として現れる
5.0～10.0 心電図変化 心筋抑制 末梢血管拡張	7.0 7.5 8.0 8.5 9.0 9.5	7.5～10.0 中枢神経抑制 間代－強直発作ならびに全汎性痙攣
10.0以上 強い末梢血管拡張 強い心筋抑制 心停止	10.0	10.0以上 中枢神経抑制として現れる

図1　リドカインの血中濃度と全身への作用（Malamed, 1982より．金子　譲：歯科の局所麻酔Q＆A, 診療新社, 大阪, 1994より引用改変）．

C. 局所麻酔薬中毒

初期に不安，興奮，頭痛，頻脈，血圧上昇をきたし，末期では痙攣，徐脈，血圧下降，意識喪失，呼吸・心停止をきたす．

局所麻酔薬中毒では痙攣に対してジアゼパムの静注，さらに症状が進んだ場合には救急蘇生法を施行する．

D. 局所麻酔時における脳貧血

局所麻酔時には痛みを伴うことがあるため，精神的恐怖から自律神経が変調し，血圧や脈拍数が急激に低下するいわゆる脳貧血（神経性ショック，疼痛性ショック）を起こすことがある．すなわち不安感や恐怖感，極度の緊張，精神的な動揺によって起こる失神発作をさす．

〈脳貧血と貧血〉

急な血圧低下が生じ，脳への血液が不足して，一次的に虚血状態に陥ることを脳貧血という．

局所麻酔時などの痛みや恐怖により自律神経がアンバランスになり，迷走神経反射が生じた場合に起こる．

一方，貧血とは血液成分のうち赤血球の数が病的に減った状態で，鉄不足により赤血球が正常に生成されない鉄欠乏性貧血が多い．

症状としては，全身の疲労感・動悸・息切れ・めまいなど．貧血では，くらくらしたり，目の前がまっくらになるような症状はあるにしても，脳貧血のように完全に意識を失ってしまうことは，ほとんどない．しかし，持続する出血がある場合は，出血性ショックに陥る（図2）．

2 脳貧血の処置

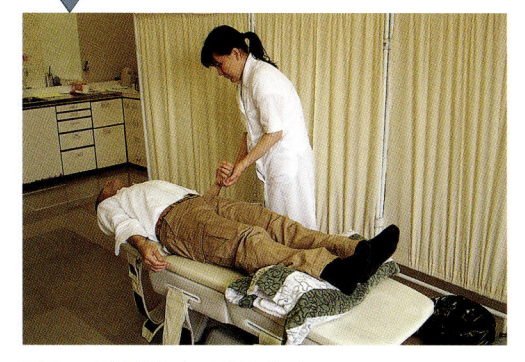

図2 水平位にして脈をとる．

- 水平位にして脈をとる．
  衣服（とくにネクタイ，下着類，ベルトなど）をゆるめ，楽に呼吸ができるようにする．
- 意識があれば深呼吸を命じる．
- 意識がないなら足を少し高くする（下肢に枕を入れる）．
- バイタルサインを観察
  低酸素の程度により
- 気道確保（頭部後屈と下顎挙上）
- 酸素吸入
- 人工呼吸

E．起立性低血圧（脳貧血）

重力の関係で血圧が低下して，一過性の脳循環不全になる．

治療が終了し，水平位から起こし，ユニットから起立させた場合に意識が消失し転倒することがある．

処置は水平位に戻すか，ゆっくり起こす．転倒時に頭を打つことがあるので患者さんをユニットから降ろす場合は，体を支えることができるようにする．

F．過換気症候群

不安やストレスなどで多呼吸（深呼吸と過呼吸）を繰り返す状態である．

診断は呼吸状態を見れば容易である．

診断がつかない場合は，とりあえず酸素投与してもやむ終えない．

血圧や脈拍数は低下しない場合が多い．

動脈血酸素飽和度も正常である．

3 過換気症候群の症状と処置

〈過換気症候群の症状〉
- 初期
  手足やくちびるのしびれ，腹部の圧迫感，全身的な苦痛感
- 進行すると
  呼吸困難になり意識錯乱．
  （一見，重篤そうに見える）

〈過換気症候群の処置〉
- 過換気症候群の診断がついたなら，呼吸が楽にできるように半座位にする．（チェアを起こす）
- ゆっくり呼吸（1分間に4から6回くらい）をし，息を10〜20秒止めることを反復させる．
- 効果がない場合は紙袋による再呼吸法を行う．袋がなければ新聞用紙や雑誌を筒状にして口，鼻を覆い，呼吸させる（図3）．

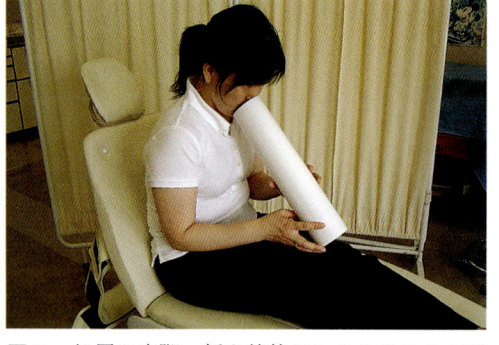

図3　処置の実際．紙を筒状にしたものによる呼気を再吸入．

表1　脳貧血と過換気症候群との違い

	脳貧血	過換気症候群
呼吸	抑制傾向	頻呼吸で多呼吸
意識	消失することもある	ある
表情	顔面蒼白	一見重篤
血圧	低下	低下はしない
脈拍	徐脈	頻脈傾向
痙攣	時にあり	テタニー
性別	男性に多い	女性に多い
処置	水平位	座位

G．エピネフリン過剰反応

　エピネフリンの過量投与によるエピネフリンそのものの反応する．許容量以上のエピネフリンを投与した場合，血管内に投与した場合，エピネフリン使用禁忌の患者に投与した場合，エピネフリンの影響を受けやすい患者に投与した場合に生じる．

〈症状〉
- 興奮，動悸
- 血圧上昇，脈拍数の上昇
- エピネフリンの半減期は短いため安静にすれば10分以内に治まる．
- ただし，抗うつ薬などのエピネフリンを分解するモノアミン酸化酵素を阻害する薬剤（MAO阻害剤）などを服用している患者ではエピネフリンの作用が持続することがある．

H．局所麻酔薬によるアレルギー反応

　即時型と遅延型，局所の反応と全身の反応がある．そのうち周術期に問題となるのは，即時型の全身反応によるショック，すなわちアナフィラキシーショック，またはアナフィラキシー様反応である．

〈投与時の観察〉
　即時型アレルギー反応を疑わせるものとして，皮膚の発赤，膨疹，疼痛，掻痒感などがあり，全身反応としては，しびれ感，熱感，頭痛，めまい，耳鳴り，不安，頻脈，血圧低下，不快感，口腔内・咽喉頭部異常間，口渇，咳嗽，喘鳴，発汗，悪寒，呼吸困難などがある．

〈局所麻酔薬によるアレルギーの頻度〉
　アレルギーは身体に抗原（アレルギーの原因となる物質）が取り込まれたときに起こる症状であるが，局所麻酔薬によるアレルギーの出現は稀だといわれている．しかし，局所麻酔薬アレルギーで死亡例の報告もあるので注意が必要である．

〈アレルギーの症状〉
　掻痒感，紅斑，発疹，蕁麻疹，血管神経浮腫，吐気，悪診，動悸，呼吸困難や意識の喪失などの重篤な症状まである．また，薬剤が塗布された場所に紅斑，びらんや潰瘍をつくることもある．

〈局所麻酔製剤に含まれる添加物〉
　局所麻酔薬には防腐剤のメチルパラベンなど，数種類の添加物が含まれている．アレルギー症状の抗原としては，局所麻酔薬以外にこれらの添加物（防腐剤や安定剤など）も考えられ，局所麻酔薬使用時に起こるアレルギー反応の多くはこれらの添加物が原因だといわれている．

〈アレルギーの検査〉

　原因となる物質を確かめることがアレルギー発症を防ぐためには必要になるので，まず抗原を見つける検査を行う必要がある．検査方法としては，血液検査（RIST法，RAST法など）と，スクラッチテスト（掻皮試験），皮内反応試験，パッチテスト（貼付試験）などがあり，最近では直接体内に抗原と思われる物質を用いる必要がない，血液検査で判定を行う場合が多い．

　検査により抗原が局所麻酔薬のリドカインであると判定された場合，リドカインはアミド型局所麻酔薬なので，エステル型のプロカインなどに変更することもある．また歯科用局所麻酔薬としては，リドカインのほかにプロピトカイン（シタネスト®）やメピバカイン（スキャンドネスト®）などもあるので，これらの局所麻酔薬を事前に検査しておくことも有効である．

〈緊急時の対応〉
- 軽度：血圧低下を認めない，意識清明，症状が軽度
  徴候：熱感，疼痛，悪心，嘔吐，くしゃみ，掻痒感，蕁麻疹
- 中等度：血圧低下を認めるが意識障害はみられない，あるいは軽度の気道閉塞症状が認められる．
  目安となる徴候：血圧低下（収縮期血圧が70～80mmHg），顔面蒼白，発汗，冷汗，強い嘔吐，気道閉塞；呼吸困難，顔面浮腫，声門浮腫，気管支痙攣，咳嗽，喘鳴
- 重症：意識低下・消失と高度の気道閉塞を伴う．
  目安となる徴候：脈拍微弱，血圧測定不能，不整脈（期外収縮，発作性頻拍），痙攣，高度の喘鳴，泡沫上の喀出痰
- さらに進行すればチアノーゼ，四肢蒼白，心肺停止

I．メトヘモグロビン血症

　プロピトカイン，クロロプロカイン，アミノ安息香酸エチルなどは，ヘモグロビンと結合するとメトヘモグロビンを形成する．

　これらの局所麻酔薬の投与量が多くなり，メトヘモグロビンの血中濃度が1.5g/dlを越えると，チアノーゼを呈する．歯科臨床ではまれである．治療にはメチレンブルーを静脈内投与する．

参考文献
1) 金子譲．歯科の局所麻酔Q&A．大阪：診療新社，2003；143-156.
2) 吉田和市．目で見る最新歯科救急処置ガイド．東京：砂書房，2003；48-58.
3) 谷口省吾，長坂浩，吉田和市，吉村節．麻酔・生体管理学―歯科臨床における患者管理法―．東京：学建書院，2003；172-175.
4) 古屋英毅，金子譲，海野雅浩，池本清海，福島和昭，城茂治（編集）．歯科麻酔学第6版．東京：医歯薬出版，2003；208-212.
5) 新藤潤一，久保田英朗，吉田和市（編著）．救急処置マニュアル．東京：クインテッセンス出版，2000；54-103.

付表1．口腔領域に用いられる主な局所麻酔薬（注射用局所麻酔薬）

1．塩酸リドカイン製剤

【禁忌】
　本剤の成分またはアミド型局所麻酔薬に対し過敏症の既往歴のある患者

【原則禁忌】
　高血圧，動脈硬化，心不全，甲状腺機能亢進，糖尿病のある患者および血管攣縮の既往のある患者〔これらの病状が悪化するおそれがある〕

【使用上の注意】
・慎重投与
　①高齢者または全身状態が不良な患者〔生理機能の低下により麻酔に対する忍容性が低下していることがある〕
　②心刺激伝導障害のある患者〔症状を悪化させることがある〕
　③重症の肝機能障害または腎機能障害のある患者〔中毒症状が発現しやすくなる〕

【相互作用】　併用注意

薬剤名等	臨床症状・措置方法	機序・危険因子
三環系抗うつ薬　イミプラミン等　MAO阻害薬	血圧上昇を起こすことがある．	これらの薬剤は，アドレナリン作動性神経終末でのカテコールアミンの再取り込みを阻害し，受容体でのカテコールアミン濃度を上昇させ，アドレナリン作動性神経刺激作用を増強させる．
非選択性β遮断薬　プロプラノロール等	血管収縮，血圧上昇，徐脈を起こすことがある．	これらの薬剤のβ受容体遮断作用により，エピネフリンのα受容体刺激作用が優位になり，血管抵抗性を上昇させる．
抗精神病薬（ブチロフェノン系，フェノチアジン系等）　ハロペリドール　クロルプロマジン等　α遮断薬	過度の血圧低下を起こすことがある．	これらの薬剤のα受容体遮断作用により，エピネフリンのβ受容体刺激作用が優位になり，血液低下があらわれる．

(1)「歯科用キシロカイン® カートリッジ」[*1]

【組成・性状】

歯科用キシロカインカートリッジ		1 mL中	1管中（1.8mL）
有効成分	リドカイン	20mg	36mg
	エピネフリン	0.0125mg	0.0225mg
添加物	塩酸	0.4μL	0.72μL
	塩化ナトリウム	6 mg	10.8mg
	ピロ亜硫酸ナトリウム	0.55mg	0.99mg
	pH調節剤	適量	適量

(2)「オーラ® 注カートリッジ」[*2]

【組成・性状】

成分		1容器（1.0mL）中	1容器（1.8mL）中
有効成分	リカドイン	20mg（塩酸リドカインとして）	36mg（塩酸リドカインとして）
	酒石酸水素エピネフリン	0.025mg	0.045mg
添加物	ピロ亜硫酸ナトリウム	0.6mg	1.08mg
	塩化ナトリウム	6.5mg	11.7mg
	pH調節剤	適量	適量

(3)「リグノスパン® カートリッジ」[*3]

【組成・性状】

成分		1 mL中の分量
有効成分	リドカイン	20mg
	エピネフリン	0.0125mg
添加物	ピロ亜硫酸ナトリウム	1.0mg
	パラオキシ安息香酸メチル	1.0mg

(4)「キシレステシンA注射液」（カートリッジ）[*4]

【組成・性状】

成分		1 mL中の分量
有効成分	リドカイン	20mg
	エピネフリン	0.0125mg
添加物	乾燥亜硫酸ナトリウム	0.6mg
	塩酸	
	等張化剤	
	pH調整剤	

2．塩酸プロピトカイン製剤

(1)「歯科用シタネスト® カートリッジ」[*5]

【禁忌】
　①メトヘモグロビン血症のある患者〔代謝産物のオルト-トルイジンがメトヘモグロビンを産生し症状が悪化する〕
　②本剤の成分またはアミド型局所麻酔薬に対し過敏症の既往歴のある患者

【原則禁忌】
　高血圧，動脈硬化，心不全，甲状腺機能亢進，糖尿病のある患者および血管攣縮の既往のある患者〔これらの病状が悪化するおそれがある〕

【組成・性状】

歯科用シタネストカートリッジ（エピネフリン　1：300,000）		1 mL中	1管中（1.8mL）
有効成分	プロピトカイン	30mg	54mg
	酒石酸水素エピネフリン（エピネフリンとして）	0.006mg（0.0033mg）	0.0108mg（0.00594mg）
添加物	塩化ナトリウム	6 mg	10.8mg
	ピロ亜硫酸ナトリウム	0.5mg	0.9mg
	パラオキシ安息香酸メチル	1 mg	1.8mg
	pH調節剤	適量	適量

(2)「歯科用シタネスト-オクタプレシン®」[*6]

【禁忌】
① メトヘモグロビン血症のある患者〔代謝産物のオルト-トルイジンがメトヘモグロビンを産生し症状が悪化する〕
② 本剤の成分またはアミド型局所麻酔薬に対し過敏症の既往歴のある患者

【組成・性状】

			1 mL 中	1 管中 (1.8mL)
成分・含量	有効成分	プロピトカイン	30mg	54mg
		フェリプレシン (バソプレシン昇圧活性として)	0.03単位	0.054単位
	添加物	塩化ナトリウム	6 mg	10.8mg
		パラオキシ安息香酸メチル	1 mg	1.8mg
		酢酸ナトリウム	微量	微量
		酢酸	微量	微量
		クロロブタノール	微量	微量
		pH 調節剤	適量	適量

3．塩酸メピバカイン製剤

(1)「スキャンドネスト® カートリッジ３％」[*7]

【禁忌】
本剤またはアミド型局所麻酔薬に対し過敏症の既往歴のある患者

【組成・性状】

	成分	1 mL 中の分量
有効成分	メピバカイン	30mg
添加物	水酸化ナトリウム，塩化ナトリウム	

【相互作用】
併用注意（併用に注意すること）

薬剤名等	臨床症状・措置方法	機序・危険因子
抗不整脈薬 塩酸アプリンジン	両剤の中枢神経系および心臓に対する副作用が増強される可能性が報告されているので，併用する場合には慎重に投与すること．	両剤の抗不整脈作用および局所麻酔作用が，併用により相加することが考えられる．

付表２．口腔領域に用いられる主な局所麻酔薬（表面麻酔薬）

「ハリケイン リキッド　ハリケイン ゲル」[*8]

【組成・性状】

販売名	ハリケイン リキッド	ハリケイン ゲル
成分	アミノ安息香酸エチル	
含量(100g 中)	20.3g	21.2g
添加物	サッカリンナトリウム，マクロゴール，香料	サッカリンナトリウム，マクロゴール，香料
色・剤形	淡黄色の液体	淡黄色の半固形の軟膏

「ネオザロカイン® パスタ」[*11]

【組成・性状】

有効成分 (100g 中)	アミノ安息香酸エチル　25g 塩酸パラブチルアミノ安息 香酸ジエチルアミノエチル　5g
添加物	マクロゴール4000，マクロゴール400，サッカリンナトリウム，パラオキシ安息香酸ブチル，香料，黄色４号（タートラジン）

「コーパロン®」[*9]

【組成・性状】

成分・含量 (1 mL 中)	塩酸テトラカイン　60mg
添加物	塩化ベンザルコニウム，プロピレングリコール，dl-メントール，黄色４号（タートラジン），リンゲル液

薬液に直径7mm，厚さ2mmの円形ビニールスポンジが浸漬されている．

「ペンレス®」[*12]

【組成・性状】

成分・含量（1 枚中）	リドカイン　18mg
添加物	アクリル酸・アクリル酸オクチルエステル共重合体
色・剤形	白色半透明の粘着テープ剤
1 枚の大きさ	30.5×50.0mm

「キシロカイン® ポンプスプレー８％」[*10]

【組成・性状】

成分・含量 (1 mL 中)	リドカイン　80%
添加物	1-メントール，エタノール，マクロゴール400，サッカリン

「キシロカイン® ゼリー２％」[*13]

【組成・性状】

成分・含量 (1 mL 中)	塩酸リドカイン　20mg
添加物	メチルパラベン，プロピルパラベン，CMC-Na，pH 調整剤

付表1，2は，下記各社の資料を抜粋して掲載（医薬品医療機器情報提供ホームページより）．
[*1, 5, 6]：デンツプライ三金　　[*2, 9]：昭和薬品化工　　[*3, 7]：日本歯科薬品　　[*4]：白水貿易
[*8]：サンデンタル　　[*10, 13]：アストラゼネカ　　[*11]：ネオ製薬工業　　[*12]：ワイス

索　引

ア

AMBU バッグ	86
アシスタントによる頭部固定	87
アミド型	8，10
アミド結合	10
アレルギー	119
──の検査	120

イ

インプラント手術	48

ウ

右脚	79
右心室	79
右心房	79

エ

Nd:YAG レーザー	74
エステル型	8，10
エステル結合	10
エピネフリン	8
──過剰反応	119
婉曲語法	84
塩酸プロピトカイン製剤	121
塩酸メピバカイン製剤	122
塩酸リドカイン製剤	121

オ

オーラルガード	85
オトガイ孔	17，19
──伝達麻酔法	106
オトガイ枝	17
オトガイ神経	17
──麻痺	114

カ

カートリッジ	32
下顎孔	17
──伝達麻酔法	104
下顎枝前縁	106
下顎小舌	105
下顎神経	17
下顎内斜線	105
下顎埋伏智歯抜歯	45
下歯槽神経	12，17，19
下歯肉枝	19
下唇枝	17，19
過換気症候群	118
窩洞形成	56
開口障害	114
冠動脈	79
感染根管治療	62
還元剤	8
眼窩下孔	13，107
眼窩下神経	13
──伝達麻酔法	106
眼神経	13
顔面神経麻痺	114

キ

気管支喘息	81
基準最高用量	8
起立性低血圧	118
器具の受け渡し	95
吸引テスト	22，105
臼後三角部	19，105
臼後歯	19
臼歯枝	19
救急時の準備	86
虚血性心疾患	77
頰骨神経	15
頰神経	12
──伝達麻酔法	106
局所麻酔薬	30
──中毒	117
──に含まれる成分	8
──によるアレルギー反応	119

索引

——の管理	30
——の基本構造	10
——の抗不整脈作用	11

ケ

血管収縮薬	8, 11
減張切開	73

コ

鼓索神経	17
口蓋神経	15
口角枝	17
口腔前庭	105
甲状腺機能亢進症	82
咬傷	89, 103
後上歯槽枝	13
後上歯槽神経	13
後鼻枝	15
高血圧症	77
骨小孔	35
骨膜下麻酔	112
根尖浸潤麻酔法	35
根尖切除術	62

サ

サイナスリフト	51
左脚	79
左心室	79
左心房	79
再生外科手術	70
三叉神経	12

シ

COPD	81
GTR	70
ジギタリス	78
刺激伝導系	79
刺入時のアシスタント	97
刺入点の選択	48
歯間乳頭への刺入	96
歯根端切除術	46
歯根囊胞摘出	46

歯根膜腔内麻酔	23, 111
——用注射器	23
歯根膜腔内注射法	61
歯周外科治療	66
歯周治療	64
歯髄腔内注射	62
歯槽孔	13
耳介側頭神経	19
手用注射器	22
授乳期の女性	83
周囲麻酔法	46, 62
術後疼痛	114
術者と患者の位置	90
術者による頭部固定	87
小口蓋孔	15
小口蓋神経	15
笑気吸入鎮静器	41
笑気吸入鎮静法	40, 102
障害者への局所麻酔	84
上顎結節伝達麻酔法	106
上顎神経	13
上顎洞挙上術	51
上顎洞底骨挙上術	51
静脈内鎮静法	42
心不全	78
身体抑制法	87
浸潤麻酔	57, 60, 63, 68
——用カートリッジ	93
——用針	31, 39, 93
診断的浸潤麻酔法	110, 112

ス

スケーリング	65
髄腔内注射法	62

セ

セルフ・アスピレーション式注射器	22
正円孔	13
精神鎮静法	40
切歯管	15
切歯孔伝達麻酔法	108
切歯枝	19

INDEX

切歯神経	109
舌神経	12, 17
前上歯槽枝	13

ソ

ソケットリフト	51
組織再生誘導法	70
槽間中隔内注射法	61

タ

大口蓋管	15, 109
大口蓋孔	15, 109
——伝達麻酔法	108
大口蓋神経	15

チ

遅延性知覚麻痺	114
中上歯槽枝	13
——麻酔	28
注射器の受け渡し	32
注射時の留意点	38
注射針	31
——の選択	38
注射用局所麻酔薬	121

テ

Dangerous Zone	90
TSD（Tell-Show-Do）法	84
テトラカイン	8
伝達麻酔法	104
電動注射器	25, 47, 88

ト

Transfer Zone	90
等張剤	8
糖尿病	81
洞結節	79

ニ

乳幼児へのリスク	83
妊婦への安全性	83

ノ

脳貧血	117
膿瘍切開	62

ハ

バソプレッシン	9
抜歯手術	44
抜髄	58
万能開口器	85

ヒ

ヒス束	79
ピストル型注射器	32, 33
表面麻酔	37, 56, 60, 67
——の塗布	94
——薬	31, 93, 122
——用注射器	20
貧血帯の確認	49, 57

フ

フェリプレシン	9
プリパンクチャー・テクニック	28
プリロカイン	8
プルキンエ線維	79
プロカイン	8
フロセミド	78
プロピトカイン	8
プロポフォール	85
不整脈	77
副腎機能低下症	82
物理的身体抑制法	87

ヘ

pH調整	8
ベンゾカイン	8
弁膜症	77

ホ

ボイスコントロール	84
防腐剤	8
房室結節	79

索　引

傍骨膜注射法	57, 68
傍骨膜麻酔	112

マ

麻酔薬の注入速度	58
麻酔薬の追加	64, 69
慢性閉塞性肺疾患	81

メ

メトヘモグロビン血症	120
メピバカイン	8
滅菌済パック	32
滅菌綿棒	94

モ

モニタリング	86

ユ

有髄歯の窩洞形成	56

ヨ

溶解補助剤	8
翼口蓋窩	13
翼口蓋神経	15
翼突下顎隙	35

ラ

卵円孔	17

リ

リドカイン	8
──の血中濃度	116

レ

レーザー麻酔	74

ロ

ロールワッテによる防湿	94

処置別・部位別　歯科局所麻酔の実際

2006年9月10日　第1版第1刷発行

編　著　者　吉田　和市

共　著　者　青木　紀昭／木本　茂成／日下部　善胤
　　　　　　髙橋　常男／別部　智司／三浦　誠／簗瀬　武史

発　行　人　佐々木　一高

発　行　所　クインテッセンス出版株式会社
　　　　　　東京都文京区本郷3丁目2番6号　〒113-0033
　　　　　　クイントハウスビル　電話 (03)5842-2270(代表)
　　　　　　　　　　　　　　　　　　　 (03)5842-2272(営業部)
　　　　　　　　　　　　　　　　　　　 (03)5842-2279(書籍編集部)
　　　　　　web page address　http://www.quint-j.co.jp/

印刷・製本　サン美術印刷株式会社

©2006　クインテッセンス出版株式会社　　　　　　禁無断転載・複写
Printed in Japan　　　　　　　　　　　　　　　落丁本・乱丁本はお取り替えします
　　　　　　　　　　　　　　　　　　　　　　　ISBN4-87417-924-X　C3047

定価は表紙に表示してあります